病院情報システム内製化の手引き

－環境の変化に適応するための理論と実践－

編著者　飯田修平

　　　　　公益財団法人東京都医療保健協会

　　　　　　　　　情報・質管理部　部長

　　　　　　　　　医療の質向上研究所　研究員

　　　　　　　　　練馬総合病院　名誉院長

執筆者

　　　　堀裕士

　　　　　公益財団法人東京都医療保健協会

　　　　　　　　　情報・質管理部　質保証室

　　　　　　　　　練馬総合病院

　　　　小谷野圭子

　　　　　公益財団法人東京都医療保健協会

　　　　　　　　　情報・質管理部　質保証室　室長

　　　　　　　　　医療の質向上研究所　研究員

　　　　　　　　　練馬総合病院

はじめに

　筆者は、経営の重要要素である病院情報システム（HIS：Hospital Information System）導入の諸問題解決を目的に、練馬総合病院及び全日本病院協会（全日病）において検討し、その成果として、『電子カルテと業務革新—医療情報システム構築における業務フローモデルの活用—』（篠原出版新社　2005 年）、『病院情報システム導入の手引き—失敗しないシステム構築のために—』（じほう　2007 年）を出版した。

　両書に共通する趣旨は、以下の 5 つである。

①　医療側も開発側もユースケース*1（運用）を十分把握せず、理解していない。

②　医療側は、自組織の現状の業務内容（業務工程・As Is*2）を把握し、理解し、情報システムを用いて業務をどのように改善したいか（To Be*3）を、開発側にわかるように要求仕様を明示する必要がある。

③　開発側は医療側の真の要求を把握（要求開発）する必要がある。

④　医療側と開発側の意思疎通と協力が重要である。

⑤　品質管理（QM：Quality Management）の考え方が基本であり、QM 手法（道具）、特に、業務工程（フロー）図（作成）の理解と習得が必須である。

　情報技術（IT：Information Technology）は情報科学・理論を社会に適用する応用技術である。システムの機能が豊富でも、使えなければ意味がない、また、使いにくければ満足できない。すなわち、運用第一*4 である。目的志向、顧客志向でなければならない。

　しかし、自組織の具体的かつ詳細な運用を把握し、理解し、開発側に要求仕様を提示できる人材（職員）は稀である。筆者は、院内及び医療界の人材育成を目的に、教材を開発し、教育・研修を企画・実施し、その成果を出版し、それを教材にさらに研修会を実施している。すなわち、改善（PDCA）サイクルを回している。

　『病院情報システム導入の手引き—失敗しないシステム構築のために—』出版当時（2007 年）は、自院で要求仕様を検討し、開発会社に要求仕様を如何に正しく伝えるか、理解いただくか、その方策をどうするかに力点を置いた。

　HIS 開発・導入の問題を検討開始後、約 20 年経過した。その間の IT の進歩と HIS の機能向上は目覚ましい。しかし、なお、問題が山積している。

　その原因は、科学（理論）と社会（制度）の進歩及び変化に、医療側も開発側も対応できないことである。その要因は以下の 3 つである。

①　科学と社会の進歩及び変化が急速、広範かつ大であり、技術が追いつかない。

②　社会の変化にヒトの意識・考え方（価値観）が追いつかない。

③　使用中の HIS では業務遂行が困難で、職員の頻繁な改善・改修・新規開発要望がある。

すなわち、変化の方向、速度、範囲、程度が極めて大きく、しかも不確実であり、対応

---

*1　ユースケース（運用）：利用者があるシステムを用いて特定の目的を達するまでの、開発側との間のやり取りを明確に定義したもの。利用者は機器を操作する人間以外にも外部の他のシステムなどを想定する場合もある。当該病院の業務の概要ではなく、詳細な実運用をいう。

*2　As Is：現状

*3　To Be：あるべき姿、理想の姿

　　しかし、ここでは、情報システム構築による、ありたい姿（May Be）、改善後の姿を意味する。一気に理想の姿を達成することは不可能であり、実際には、ありたい姿を目指し、段階的に理想に近づけることになる。

*4　運用第一：Juran は Quality is fitness for use（質は顧客要求への適合である）と質を定義した。

できない。その結果、業務に支障が生じ、不満足でも、現状の HIS を使わざるを得ない実情がある。

　筆者は、これらに対応するために、可能な限り、開発会社に改良・開発を要請（委託・外注）している。

　しかし、費用・迅速性・運用容易性（改善要望への対応）等を考慮して、基幹でないソフトウェアの多くを内製化している。内製化の範囲（対象業務・システム）、程度（一部補完、置換、連携）、方法（言語、ツール）は一律ではない。その時の IT、社会制度、自組織の状況に応じて、検討しなければならない。一般解はない。

　開発者あるいは特定の利用者の宣伝・利点を聞くだけではなく、導入・利用の目的と対象業務を明確にして、その機能の制約と限界を理解する必要がある。

　本書では、HIS を補完する重要な方法である内製化に関する理論と実践に基づいた、練馬総合病院の考え方と事例を紹介する。

　電子カルテ[*5]の標準化・統一の主張が盛んな現状において、また、反対に、RPA（Robotic Process Automation）[*6]や生成 AI（Generative Artificial Intelligence）[*7]が利用可能な現状において、"なぜ、いま内製化の本か"と思う人もいるだろう。むしろ、今だからこそ、組織運営の重要な手法である内製化の考え方・道具（ツール）を正しく理解し、活用する必要がある。

　本書出版の目的は、以下の5つを提示することである。

　①　電子カルテの標準化・統一は困難である。しかし、データセット及び通信手順の標準化に基づく相互運用性の確保は喫緊の課題である（Ⅰ　本書出版までの経緯　参照）。

　その前提として、組織内における情報管理の標準化を重視すべきである。特に、内製化において留意すべき重要事項である。

　②　自組織の望ましい形（To Be）の運用に合わせた HIS の構築が必須である。開発業者による（標準）システムの導入では十分でなく、特注（カスタマイズ）あるいは内製化が必要である。内製化において、ローコード[*8]・ノーコード[*9]（RPA が代表）及び生成 AI

---

*5　電子カルテ：電子カルテと言われる中には、以下の3つがあるが、明確に定義しない議論が多い。標準化、統一化の議論においても同様である。本書の主題ではないので、問題を指摘するに止める。本書では電子カルテを EMR と定義する。

*5-ⅰ　電子医療記録（EMR：Electric Medical Record）：個々の病院の診療情報を主体とする記録

*5-ⅱ　電子健康記録（EHR：Electric Health Record）：複数の医療機関や保険薬局がネットワーク上で共有する記録

*5-ⅲ　個人健康記録（PHR：Personal Health Record）：患者が管理する日常的に記録する健康関連情報・電子健康記録（血圧、体重、歩数、睡眠、食事等）、及び医療機関で発生した一部の記録。
　　　　この他に医療・健康情報として、EHI（Electronic Health Information）、PHI（Protected Health Information）、e-PHI（electronic PHI）があるが、「2.2.4 個人情報保護」の HIPPA に関連して解説する。

*6　RPA：事前に設定した規則・手順どおりに稼働し、業務を自動化するシステムである。業務の規則や判断基準は人間が定めるので、RPA は判断しない。したがって、定型業務の自動化に適するが、非定型業務や例外処理で判断を要する業務には適さない。

*7　AI：人間の「知的活動」のある部分をコンピュータプログラムとして実現すること。「人工知能」と訳されるが、正確には、脳の一部の機能を代行するに過ぎない。多くの領域において、極めて高い能力を発揮しているが、人に代わるものではない。

*7-ⅰ　生成 AI：様々なコンテンツを生成できる AI のこと。従来の AI が決められた行為の自動化が目的であるのに対し、生成 AI はデータのパターンや関係を学習し、新しいコンテンツを生成することを目的とする。「6.3 内製化と生成 AI」で改めて解説する。

*8　ローコード：少ないプログラムコードで開発する手法

の利用が推奨されているが、万能ではない。それぞれの特性を理解し、限定した業務の一部に適用し、従来の内製化の方法との併用が必要かつ有用である。

③　内製化とは何か、何を検討すべきか、に関する理論と実践（五ゲン主義[*10]）に基づく、筆者らの考えと経験を提示する。内製化に関して系統的かつ理論的に論じた書は見当たらない。

④　内製化に関して、幹部職員は指示・命令・許認可するだけではなく、内製化の意義を理解し、自院の方針に適合しているかを確認しなければならない。

⑤　内製化に関して、業務を熟知する現場の職員は、製品（情報システム）を利用するだけではなく、開発にも関与しなければならない。

したがって、情報担当部門職員（SE）には常識であり冗長と思われるだろうが、幹部職員及び現場の職員が理解できるように、IT及びHISの概念と専門用語を、可及的分りやすく簡潔に解説した。ただし、本書の趣旨である、内製化の系統的、理論的かつ実践方法に関しては省略せず記述した。

共同執筆者の小谷野、堀は情報・質管理部　質保証室職員である。筆者は、質保証室設置の目的を説明し、第一の顧客は患者（外部顧客）ではなく、職員（内部顧客）であると言っている。質を向上（Quality Improvement: QI）させ、質を保証（Quality Assurance：QA）するためには、現場で現物を現実に把握しなければならない（三現主義）。その前提として、原理・原則を学び、理解し、業務に適用しなければならない。すなわち、質管理の基本である五ゲン主義の実践を求めている。質保証室職員は、現場で職員の話を聞き、業務を観察し、業務工程（フロー）を把握している。両名とも医療職ではないが、医療職以上に業務に精通している。五ゲン主義を実践しているからである。これが、内製化を担当できる最重要の要因である。

本書が読者のHIS構築あるいは再構築に資すれば幸いである。そのためには、ハウツーや成果だけではなく、考え方と方法を参考にしていただきたい。

令和5年9月

公益財団法人東京都医療保健協会
情報・質管理部長
医療の質向上研究所　研究員
練馬総合病院　名誉院長
飯田修平

---

*9　ノーコード：プログラミングのコードを書くことなくアプリケーションや各種システムを開発する手法
*10　五ゲン主義：現場で、現物で、現実の実践を三現主義という。原理・原則に基づいた、現場で、現物で、現実の実践を五ゲン主義という。

目　次

本書出版までの経緯

1.1 病院情報システム構築に関する検討

前世紀末から今世紀初頭にかけての情報技術（Information Technology：IT）の進歩は目覚ましく、病院情報システム（Hospital Information System：HIS）の構築が進んだ。しかし、医療側と開発側との意思疎通が不十分であり、相互に満足できない状況であった。

筆者は、この事態に対応するために、医療側（医療従事者）と開発側（情報技術専門家）の両者が率直に意見交換し、解決策を検討するべきと考えた。2002年、「病院情報システム基本要件検討プロジェクト（以下、プロジェクト）設置を全日本病院協会（全日病）理事会に提案し、医療の質向上委員会（委員長：飯田）が担当した。プロジェクトの特徴は、利用者（病院・病院団体）側が主体的かつ積極的に参画し、開発側及び研究者と協動することにある。

HIS構築の前提として、病院業務の詳細な理解が必須だが、病院側も開発側も十分には理解せずHISを構築していた。病院側は、自分たちの業務を明確にできず、開発側にわかるように提示できない。すなわち、抽象的な要望は出しても、具体的かつ詳細な要求仕様を明示できない。また、開発側は、病院側の抽象的あるいは曖昧な要望を、そのまま解釈して、あるいは他の事例を参考に、要求仕様として展開する場合が多い。要求開発、要求創造、要件定義の前提として、当該組織の業務フローの把握がある。業務フロー図作成が喫緊の課題であり、プロジェクトと並行して作業した。医療側にも開発側にも理解しうる共通言語として、統一モデリング言語（Unified Modeling Language：UML）[*1]の中のアクティビティ図[*2]（業務フロー図と同様）を用いた。

e-Japan構想を受けて、2002年度からの5ヵ年計画「保健医療分野における情報化にむけてのグランドデザイン」に基づいて、厚労省の電子カルテの標準的モデル作成に関する事業が行われた。その一環として、急務の課題であった標準化と相互運用性を重視した情報システム構築の研究・厚生労働科研費「電子カルテ導入における標準的な業務フローモデルに関する研究」（代表研究者：飯田）（2003・2004年）を実施した。当院の業務の、外来14、病棟64プロセスを分析した。これらの成果をもとに、『電子カルテと業務革新―医療情報システム構築における業務フローモデルの活用―』（篠原出版新社 2005年）を出版した。

残した検査・薬剤等の部門内のさらに詳細な業務フロー分析を2005・2006年度厚生労働科研費研究、及び、全日病総研研究費事業で実施した（代表研究者：飯田）。

プロジェクト委員、委員会委員、厚生労働省科研費及び経済産業省事業の分担研究者・研究協力者、協力病院とその職員、保健医療福祉情報システム工業会（JAHIS）及びその構成員、行政担当者・組織のご支援を得て、当初の目的である『病院情報システム導入の手引き―失敗しないシステム構築のために―』（じほう　2007年）を出版した。

当時の社会情勢、医療情勢、情報技術（IT）を踏まえた、練馬総合病院におけるHIS構築の考え方に基づくものである。

1.2 デジタル社会形成整備法

その後の社会情勢の変化、特に、情報社会の進展に対応するために、「デジタル社会の形成に関する施策を迅速かつ重点的に推進し、もって我が国経済の持続的かつ健全な発展と国民の幸福な生活の実現に寄与すること」を目的に（第1条）、

＊1　UML：汎用的かつ開発に特化させたモデリング言語である。システム設計を図式化、視覚化して標準化したモデリング手法による提供を目的にしている。システムの流れを記述するのがUMLである。

＊2　アクティビティ図：UMLの一種で「システム実行の流れと条件分岐」を図解したもの。ある作業の開始から終了までの機能を、実行する順序どおりに記述する。アクティビティ図は「実体の制御の流れ」、すなわち、「ふるまい」を記述する。

デジタル社会形成基本法が制定され（2021年）、事業者の責務として、「基本理念にのっとり、その事業活動に関し、自ら積極的にデジタル社会の形成の推進に努めるとともに、国または地方公共団体が実施するデジタル社会の形成に関する施策に協力するよう努めるものとする」（第16条）と規定された。

国民、医療従事者、あらゆる分野の事業者は、社会情勢の変化、制度改正に適切に対応することが求められている。さらに言えば、デジタル社会形成への参画である。

1.3　デジタル社会における情報の利活用

情報は人と共に最重要の資産（経営資源）であり、情報資産という。IT機器やソフトウェアも重要な資産であるが、データが最重要な資産であるという認識が必要である。データを一次利用のみならず二次利用[*3]しなければ宝の持ち腐れになる。

筆者は、法改正前から、運用重視の観点から、二次利用を念頭に置いて、開発業者に依頼し、あるいは、共同開発、特注、内製化等を併用している。その背景には、柔軟かつ高速のデータウェアハウス（Data Ware House：DWH[*4]）構築がある。

近年、開発道具（ツール）、情報機器の性能向上、ソフトウェアの柔軟性が急速に進み、基幹システム本体の更新・改修で無い限り、基幹システムにDWHを連携して、比較的容易かつ安全に、データを扱えるようになった。

システムを更新しようとしても、高額なデータ移行費用を請求され、結果として、移行を断念する事例が多い。

当院は、データを自院の考え方に適合させて利活用（二次利用）することを目的に、DWHを構築していたので、基幹システムの更新時にも、円滑かつ低費用でデータ移行できた（図1.1, 図1.2）。基幹システムの更新時は、可及的、既存ベンダの囲い込みを受けないようにすることが重要である。

図1.2に示すFileMakerを用いたアプリケーション以外にも、多くの内製化アプリケーションがある（Ⅶ章、Ⅷ章で具体例を提示する）。

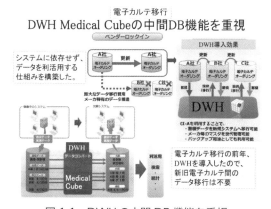

図1.1　DWH の中間 DB 機能を重視

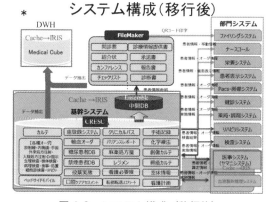

図1.2　システム構成（移行後）

*3　二次利用：本来の目的（医療では診療）とは違うデータの利用方法をいう。学術研究、教育・研修、経営、業務（診療以外）の質向上、公益等に寄与することが目的である。機密保持及び個人情報保護に留意しなければならない。

医療等データでは、一次利用は、本人に対する適切な診療等のために医療機関・介護施設、行政などの間で共有することであり、二次利用は、医学研究や創薬等に役立てること。

*4　DWH：文字通り、データ倉庫、データ保管庫である。蓄積した大量のデータを集計・分析して、経営（組織運営）における、重要な意思決定を支援するために用いる。以下の特徴を持つ。

　①　データを1カ所に集約し、複数システムにまたがる高度な分析を実施できる。
　②　データを時系列で保管して基本的に削除しないため、過去のデータも活用できる。
　③　あらかじめ整理したデータを保管するため、集計に時間をかけずに分析できる。
　④　システム間を連携するための中間 DB として」活用できる。
　⑤　データのバックアップとしての機能を持つ。

Ⅱ 経営と情報

2.1 経営とは

経営とは、組織運営のことである。有限の（経営）資源を活用して、環境（内部・外部）の変化に適応して、諸問題を解決する活動である。

質経営の考え方は、情報技術を駆使し、情報システムを構築し、情報を活用し、継続的質向上の努力をし、業務改善し、経営効率及び信頼性を向上させ、安全を確保し、組織改革・組織変革し、経営の質を向上することである（**図 2.1**）。

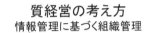

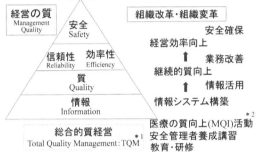

図 2.1　質経営の考え方

2.2 情報管理

情報管理の全段階（**図 2.2**）で情報利活用と個人情報保護・セキュリティが必要である。情報利活用と個人情報保護・セキュリティは表裏の関係

にあり、両者の均衡が重要かつ困難である。

2.2.1 情報利活用

情報利活用（**図 2.2**）の基本はデータの質である。データは重要な経営資源であり、財産である。ハードウェアはデータ利活用の道具である。データをトコトン利活用しなければならない。すなわち、二次利用を考慮する必要がある。

膨大なデータ（Big data*3）を集積しても、また、その後の過程が適切であっても、データの質が良くなければ、意味が無い（Garbage in, garbage out: GIGO）。質の良いデータがあっても、データベース（Database：DB）として保管しなければ、データを柔軟に利活用できない。この目的で構築するのが、DWH である。従来から利用しているリレーショナルデータベース（Relational Database：RDB*4）は、定義された様式での想定内の利活用には有用であるが、想定し得ない未知の用途には制約がある。柔軟な利活用の体制構築と運用が重要である。すなわち、データマネジメントの徹底である。RDB は SQL*5 を用いるが、No SQL*6 による非構造化 DB の利用も可能である。本書の範囲を超えるので、紹介に留める。

AI が急速かつ広範に利用される現在こそ、Big data を用いる場合には、データの質の保証がますます重要になる。すなわち、人の判断能力が問われる。これは、後述するように、生成 AI にお

---

* 1　総合的質経営（Total Quality Management：TQM）：トップの方針に基づく全階層、全部署を挙げた組織的活動。

* 2　医療の質向上活動（Medical Quality Improvement：MQI）：練馬総合病院が TQM の一環として実施する多職種協働の質向上活動。

* 3　Big data：従来の DB 管理システムなどでは記録や保管、解析が難しい巨大なデータ群。明確な定義はなく、企業向け情報システムメーカーのマーケティング用語として多用されている。多くの場合、ビッグデータとは単に量が多いだけではなく、様々な種類・形式が含まれる非構造化データ・非定型的データであり、さらに、日々膨大に生成・記録される時系列性・リアルタイム性のあるようなものを指すことが多い（IT 用語辞典）。
　　一般には Volume（量）、Variety（多様性）、Velocity（速度あるいは頻度）を高いレベルで備えていることが特徴。近年は、Veracity（正確性）と Value（価値）を加えた 5V がビッグデータの特徴と言われる。

* 4　RDB：関係 DB と訳され、データを複数の表として管理し、表と表の関係を定義して、複雑なデータの関連性を扱える DB 管理方式である。

* 5　SQL：Structured Query Language（構造化問い合わせ言語）の略である。プログラミング言語ではなく、RDB のデータを操作するための言語である。

いて、特に留意しなければならない。

利活用

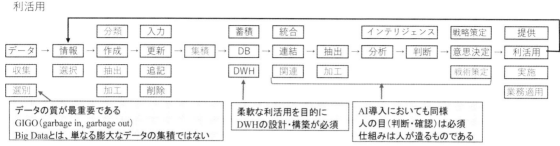

図 2.2　情報管理：情報利活用

2.2.2　セキュリティ

　大震災、風水害、ウイルス（感染症・情報システム）、テロ・地域紛争等によるシステム障害が多発している。特に、IT の進展により、悪意あるシステムへの侵入等によってセキュリティの徹底が困難になっている。運営主体、業種、規模に関係なく、組織存続の危機に晒されている。

　例示すると、外部接続対応の Firewall だけでは有効ではなく、閉域網（内部）においてもセキュリティ対策の重要性が増大している。

　組織の存亡に係るあらゆる緊急事態への対応計画（BCP[*7]: Business Continuity Plan）と BCM[*8]:（Business Continuity Management）の策定が必須である。全体の BCP とは別に IT-BCP[*9] を策定する必要がある。

　他組織の BCP を流用あるいはコンサルタント任せで、形式的に BCP を策定すると、自組織では状況の変化に対応が困難になる。環境の変化及び自組織の変化に、柔軟に対応できるように、業務改善・業務改革し、自院で作成（内製化）した BCP を継続的に改善サイクル・PDCA サイクルを回す必要がある（図 2.5）。

　重要であるが、本書の目的ではないので、概要紹介に止める。

2.2.3　サイバーセキュリティ基本法

　サイバーセキュリティ基本法（2014 年法律第104 号）第 12 条の規定に基づき策定するサイバーセキュリティ戦略を踏まえ、サイバーセキュリティ戦略本部は、「重要インフラのサイバーセキュリティに係る行動計画」（2022 年 6 月 17 日）

＊6　No SQL : :Not Only SQL の略である。特定のデータモデル専用に設計され、最新のアプリケーションを構築する柔軟な構造を備えている。開発、機能性、パフォーマンスを大規模かつ容易に実現できる特徴がある。SQL、No SQL それぞれに得失がある。

＊7　BCP（Business Continuity Plan）：事業継続計画　企業が自然災害、大火災、テロ攻撃などの緊急事態に遭遇した場合に、事業資産の損害を最小限にとどめつつ、中核となる事業の継続あるいは早期復旧を可能とするために、平常時に行うべき活動や緊急時における事業継続のための方法、手段などを取り決めておく計画をいう。

＊8　BCM（Business Continuity Management）：企業がビジネスコンティニュイティ（BC）に取り組むうえで、事業継続計画の策定から、その導入・運用・見直しという継続的改善を含む、包括的・統合的な事業継続のためのマネジメントをいう。

＊9　IT-BCP：BCP の一つで、IT システムの BCP 対策を指す。緊急時にもビジネスに必要な IT システムの運用・維持を目的とする。

を策定した。

内閣官房 内閣サイバーセキュリティセンター・重要インフラグループは、関係規程集を公表した（2023年8月）。医療は重要インフラ事業者14分野の一つであり、以下のごとく、対応に留意しなければならない。（1）障害対応体制の強化、（2）安全基準等の整備及び浸透、（3）情報共有体制の強化、（4）リスクマネジメントの活用、（5）防護基盤の強化。重要事項であるが、指摘するに止める。

2.2.4　医療情報システムの安全管理に関するガイドライン6.0版への対応

保険医療機関・薬局は2023年4月からオンライン資格確認の導入が原則義務化され、医療情報システムの安全管理に関するガイドラインが5.2版（2022.3）から6.0版に改訂された（2023.5）。

情報セキュリティに関する考え方が整理され、2023年度、2024年度に分けて対応が義務化され、チェックリストが提示された。

本文を、概説編、経営管理編、企画管理編及びシステム運用編に分け、各編で想定する対象者に求められる遵守事項及びその考え方を示している。各立場において、ガイドラインを理解し、医療情報システムの安全管理の実効性を高める必要

がある。「医療情報システムの安全管理に関するガイドライン 第6.0版」に関するQ&A（2023.9）も参考になる。

重要であるが、本書の目的ではないので、概要紹介に留める。

2.2.5　個人情報保護

医療では機微な情報を扱うので、個人情報保護に留意する必要がある。特に、HISにおいては、電子的に、迅速かつ大量のデータを遠隔地からも容易に操作できるので、意図の有無にかかわらず、情報漏えい、情報改ざん、削除等の発生に留意し、対応すべきである。

個人情報保護法、個人情報保護法に関連する多くのガイドライン・ガイダンスを把握する必要がある。また、上記、医療情報システムの安全管理に関するガイドライン6.0版等への対応も必要である。

欧州ではGDPR[*10]、米国ではHIPPA[*11]等で詳細に規定されている。これらへの対応と共に、情報セキュリティ対策として、我が国の個人情報保護法の2020、2021年改正[*12]に影響を及ぼした。

2.3　経営資源と情報

経営資源には、金・モノ（物・者）、時間・情報・

---

*10　GDPR（General Data Protection Regulation：一般データ保護規則）：個人データやプライバシーの保護に関して、EUデータ保護指令より厳格に規定している。
　　また、EUデータ保護指令がEU加盟国による法制化を要するのに対し、GDPRはEU加盟国に同一に直接効力を持つ。EU域内の事業者だけでなくEU域外の事業者にも適用される。各組織・企業等の業務への影響について、備えておく必要がある。

*11　HIPPA（Health Insurance Portability and Accountability Act：医療保険の相互運用性と説明責任に関する法律）法とは、電子化した医療情報に関するプライバシー保護・セキュリティ確保について定めた米国の法律である。

*11-i　EHI（Electronic Health Information：電子医療情報）　記録が使用または保持されているかどうかに関係なく、HIPAA規制で定義されている指定レコード セット（DRS）で利用可能なすべての電子保護医療情報（ePHI）のサブセットとして定義される。EHIには、EHRに含まれるデータだけではなく、より多くのデータが含まれる。

*11-ii　PHI（protected health information：保護対象保健情報）　過去、現在、または将来の診断、治療、及び／または支払いに関連し、患者と対象事業体を結びつける、あらゆる形式で送信または保持される個人を特定できる情報を意味する。家庭教育権利及びプライバシー法の対象となる教育記録などの特定の例外が適用される
　　対象事業体（または医療機関）によって作成または収集される、健康状態、医療の提供、または医療の支払いに関する情報

*11-iii　ePHI（electronic protected health information：電子保護対象保健情報）　HIPAA規制において、電子形式または媒体で作成、保存、送信、または受信される保護医療情報をいう。

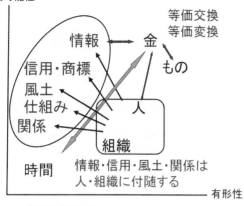

図 2.3　経営資源の交換性

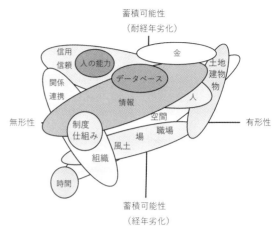

図 2.4　経営資源の特性

関係・信頼（信用）がある。時間以外は等価交換可能である。時間さえも、代替可能である（**図 2.3**）。金・モノ・時間以外は、人に付随して獲得できる資源である。また、蓄積可能性と形態(有形性・無形性)の２軸で考えることができる（**図 2.4**）。

そのなかでも情報は特異な資源である。すべての資源の基盤であり、重要性が増大している。IT を活用し、情報基盤を構築し、目標・目的を達成するために、情報を利活用することが経営の根幹である（2.2.1　情報利活用　参照）。手段である情報化が、目的化する傾向を危惧する。

2.4　経営資源と仕組み

経営資源に関して、**図 2.3**　経営資源の交換性 **図 2.4**　経営資源の特性を解説した。本書の主題であり、"内製化" といえば、情報システム（IS）に関することという前提である。しかし、"内製化" はすべての事項に関して行われることに留意する必要がある。

本節以外では IS 以外の内製化に触れないが、筆者は、院長就任直後（1991 年）から重要な経営資源である経営の仕組み・制度と IS（情報の仕組み）の内製化を同時に開始した。

IS では医事システムの仕様、また、他院用に開発した検査システムを C/S 用に移植する仕様を協働で検討した。その後、当院職員が、本書に紹介する高度なソフトを内製化している。

仕組みでは、筆者が自院用に、Lotus1-2-3 で診療報酬改定対応ソフト、予算作成ソフト、人事考課制度・職能資格制度・ポイント制退職金制度を作成した。現在も Excel に移行して利用している。他にも内製化した仕組みは多数ある。

図 2.1 に示した質経営の考え方による。内製化に関する留意事項と対策は共通である。

2.5　諸問題とは

経営における諸問題とは、

① 外部要因の変化であり、以下の通りである。

ⅰ　科学・技術の変化（進展）

ⅱ　人々の考え方、価値観の変化

ⅲ　社会、経済の変化．すなわち、法令、制度、政策の改訂等である。

ⅳ　自然環境の変化、自然災害、ウイルス蔓延、

ⅴ　人災（不正侵入、IT ウイルス等）、紛争・戦争等

情報に関しては、規模、機能に関係なく、すべての組織に、セキュリティ対策（IT-BCP）の重要性が増している（4.2.4　参照）。

② ①に関連した内部要因の変化であり、以下の通りである。

ⅰ　組織構造（体制）の変化

ⅱ　組織風土の変化

ⅲ　職員の離退職等　である。

---

*12　個人情報保護法改正　グローバル化が進んだ社会のなかで、国全体で成長戦略を実現するために、個人情報保護についても国際的な制度調和が求められ、個人情報保護法が改正された（2020, 2021）。

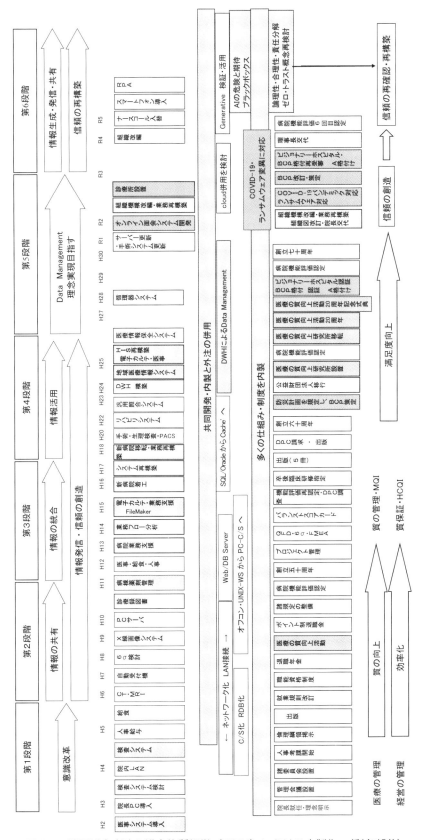

図 2.5　練馬総合病院の総合的質経営（TQM）における内製化　（彩色部分）

病院情報システム（HIS）の特徴と内製化

3.1 HISの特徴

　HIS の特徴は、病院組織の構造とそれによる業務の複雑さで規定される。病院組織は、24 時間365 日休み無く、多職種が多部署で、並行あるいは経時的・断続的に業務を遂行している。

　外来受診時の患者の動きに焦点を当てて例示する（図 3.1）。入院患者に関しては、さらに複雑である。人（職員・患者・家族・その他）、モノ（診療材料・医薬品・医療機器・書類・情報機器）、情報等が連動して、動き、蓄積あるいは変化している。医療者の行為の大部分は、患者の要望、状態の変化に対して受動的であり、中断、中止、変更、手戻りが当たり前である。当初の計画通りには進捗しないことが当たり前である。

　さらに、医療機関ごとに機能・規模が異なり、運用（業務フロー）が異なる。したがって、一律の情報システムを導入・構築しても、そのままでは業務に使えない。

病院は組織的医療の場である

図 3.1　横断的組織運営理論(外来受診時の患者の動き)

3.2 HISの制約

　部分的には HIS に業務を合わせることもできるが、円滑に業務を遂行するには、特注（カスタマイズ）あるいは内製化が必須である。そのときに、一部の人や一部の部署の要望を反映した部分最適では、他に悪い影響を及ぼすことが多い。全体最適を考慮しなければならない。

　基幹システムと共に、部門システムが重要である。基幹システムの中にも各業務に特化したアプリケーションが多くあり（図 1.2 左下）、また、多くの部門システムが連携している（図 1.2 右側）。

　HIS 全体を一つの会社では開発できない。ほぼすべての HIS では、部門システムのいくつかを協力あるいは下請け会社に発注している。制度改正、病院の組織・業務変更が頻繁であり、基幹システムと部門システムの整合が極めて困難である。

　例えば、運用の変更に伴い、帳票類の変更が頻繁となる。簡単な変更・追加を、都度、開発会社に依頼したのでは、費用と時間がかかる。内製化が必要な理由である。

　インターフェース、データ構造の整合が必須である。また、マスターの維持管理が疎かになりがちであり、特に留意すべきである。

3.3 情報システム構築の基本的考え方

　情報システム構築の基本的考え方は以下の通りである。

① 運用重視

　運用が目的であり、システムは道具である。使いやすくなければ意味がない。

② 自院の考え方に合ったシステム

　自院の考え方に合ったシステムがなければ、業務に合わせて（共同）開発する。合わなければ改訂（optimize）する。創意工夫が必要である。

　システム稼働時に、障害が発生することが多いので対応を十分に検討する必要がある。品質管理では、変更管理、初期流動管理という。

③ （診療）業務に重大な支障がないこと

　常に、システムダウン対策を講じる必要がある（IT-BCP）。

　システムダウン時には、紙媒体でも業務遂行を可能にするために、ワークシートを印刷する必要がある。ペーパーレスではダウン時に業務が停止

する。

　システム復帰・回復後の再起動、再稼働において、傷害が発生することが多いので対応を十分に検討する必要がある。

④　再構築が容易であること

　ハード・アプリケーション共に柔軟であること。

⑤　情報の利活用

　二次利用・不特定目的に対応する必要がある。DWH 構築が有用である。

コラム1：アマチュアとプロフェッショナル

　アマチュアとプロフェッショナルの定義とは何か。人によって意見・視点は違うのは当然だが、私見では、プロフェッショナルとは、顧客の要望に応じて成果を出せることである。「顧客」とは当然依頼者（現場職員）を指すが、それだけではなく経営者や、保守担当要員も含めた「顧客」である。実際に操作する現場職員のために快適な操作性やデザインを提供し、保守要員のためにはドキュメント・高い稼働率・障害発生時の復旧の容易さを提供する。さらに経営を圧迫せぬよう、それらすべてを含めた運用を低コストで賄う。これらはあくまで理想論だが、一定の成果を与えることができてこそ初めて顧客満足が生まれる。その有効な手段の一つとしての内製化である。

　制限された環境の中で最大限の努力をし、顧客の満足を最大の目的としてこそのプロフェッショナルである。どんなに手の込んだ仕事をしても、他者の要求を理解できず、コスト意識もなく、稼働率を担保できないアマチュアはあくまで趣味、自己満足でしかない。ほんの少し前までは、PC技術の希少性からアマチュアでももてはやされ、先進技術力の欠如や職業倫理の無さもある程度大目に見てもらえる環境が存在した。しかし時勢は変化し、義務教育でプログラミングを学んだ世代が社会に出てくる世の中である。研鑽を疎かにした者の居場所を提供する組織はない。

　技術・人格共に良質なプロフェッショナル人材の確保や育成は決して簡単ではないが、できてしまえばなににでも応用の利く大駒の誕生であり、メリットは計り知れない。（堀）

情報（理論・技術）の進展による社会情勢の変化

4.1 情報革命と社会革命

情報（理論・技術）の進展により社会情勢が激変している。変革、革命と呼ぶべきである。情報革命は、トーマス・クーンのいうパラダイムシフト（paradigm shift）[*1]、社会革命である。

情報革命には段階があるが、要素技術である半導体（デバイス技術）、インターネット（通信技術）、生成 AI を代表とするソフトウェア（データ処理技術）の進歩が大きな変異点である。

また、情報革命に重大な影響を及ぼした特記すべき事象として、COVID-19（2020 年-）とロシアのウクライナ侵攻（2022 年-）がある。これらにより、進行中の情報革命、社会革命が急速に促進された。これらの想定外事象への適切な対応は極めて困難である。運営主体、規模、産業種別にかかわらず、情報収集、分析、判断、意思決定、指導、実践のすべて（総合）（**図 2.2**）の能力が従来以上に必要である。総合的質経営（Total Quality Management：TQM）の導入・実践を推奨する理由である。

4.1.1 情報化とDX（Digital Transformation）

情報化（Digitalization）すなわち IT の活用による業務の効率化を、DX とする言動が多い。また、DX を明確に定義しない言説が大多数である。『DX 白書 2023』[*2] も同様である。

DX の提唱者 Erik Stolterman の定義（2004 年当時）は、"The digital transformation can be understood as the changes that the digital technology causes or influences in all aspects of human life. デジタル技術が引き起こし、または、影響を与える人々

の生活のあらゆる側面の変化のこと" と社会における DX を位置づけていた。

しかし、日本では、様々な組織が独自に解釈、公表するなど、提唱者と異なる使用の実態があり、提唱者は、DX を再定義した（2022.2）（https://www.dxlab.jp/new-dx）。DX を組織や個人が主体的かつ戦略的に起こすという観点で、社会、公共、民間の 3 種類に分けて策定した。重要な事項であるが、本書の主題ではないので紹介するに留める。

4.2 情報革命に基づく情報社会の特徴

情報革命という情報社会の特徴は、1. 境界・壁の崩壊・撤廃と、2. 不確実性である。

境界・壁の崩壊・撤廃と共に、4.2.1 で述べる各要素のそれぞれが、あるいは、関連して、動き、流れ、変化する。したがって、不確実性（4.2.2）が生じる。

4.2.1 境界・壁の崩壊・撤廃

境界・壁の崩壊・撤廃は、あらゆる要素・切り口で該当する。①時間、②空間、③モノ、④コト、⑤思考、⑥仕組み、⑦かかわり、⑧虚実、である。

時間・空間の壁崩壊・撤廃は、時間・空間の制約の縮減であり、極めて重要である。権限等の制約はあるが、いつでも、どこでも、どのようにでも情報を扱える。情報は大量に、瞬時に、どこにでも送れる、どこからでも受け取れる。

境界・壁の崩壊・撤廃は、i 即時・同時、ii 大量、iii 広範囲、iv 質（評価）重視である。iv 質とは、情報、ヒト（担当者・関係者・当事者）、仕組み・制度・体制等の質である。i 即時・同時、

---

* 1　パラダイムシフト：ある時代・集団を支配する考え方が、非連続的・劇的に変化すること。社会の規範や価値観が変わること。トーマス・クーンが『科学革命の構造』で提唱した考え方。拡大解釈する傾向があるが、個人や単独組織の物の見方の変化ではない。

* 2　DX 白書 2023：『DX 白書 2023　進み始めた「デジタル」、進まない「トランスフォーメーション」』　独立行政法人情報処理推進機構（IPA）、2023 年 2 月、冒頭の「刊行にあたって」で、「DX という用語は日常的にメディアで取り上げられるなど社会の認知度も高まっており、DX 取組みの必要性も産業界に広く浸透しつつあると思われます。」と述べるだけであり、定義していない（https://www.ipa.go.jp/publish/wp-dx/gmcbt8000000botk-att/000108041.pdf）。

ii 大量、iii 広範囲、及び、上記要素⑧虚実の境界・壁の崩壊・撤廃、により氾濫する情報の質の評価が困難である。ますます質が重要になる。

4.2.1.1　時間（時のつながり・ながれ）

時間は流れており、また、つながっている。また、過去（先史・有史）・現在（いま）・未来（将来）と区分し、時代で区分できる。相対性理論やドラえもんのタイムマシンではないので、時間は短縮または延伸できず、戻せない。しかし、IT を活用して、体験的、仮想的に可能になる。次項の空間に関しても同様である。

4.2.1.2　空間（拡がり）

空間は、以下の３つがある。
①　物理的な拡がり（実態）、宇宙・太陽系・地球・大気圏・地域（連合・国・共同体）・建物・家（家庭）・個人である。
②　思考上の空間、例えば、物理学・数学や仮想・空想・夢等における空間である。②は別に検討する。
③　機能上の空間、場であり、関係、仕組み、制度等である。
図 2.4　経営資源の特性　参照。相対性理論やドラえもんのタイムマシンでは、空間も超越できる。

4.2.1.3　モノ（物体）

モノとは物理的実態である。物と者（ヒト）である。モノの中で、イキモノは多様であるが、本書ではヒトを対象として検討する。現実と仮想で触れるが、アバターでは、物と者（ヒト）の区別がつかなくなる。

4.2.1.4　コト（あらわれ）

コトは、出来事・行為・活動・現象である。
コトは、モノと一体で物事と表現することが多い。物も事も相互に影響を与えて、連動して変化するからである。新しい現象（未経験事象、想定

外事象）への対応が必要である。その前提として、モノゴトの変化に気づく必要がある。

4.2.1.5　思考（かんがえ）

思考は、考え・認識・思想・信条・理念・理論・文化・宗教である。考えは変化する。原理・原則ですら、新理論・新原則を反映して変化し、不変ではない。その典型がパラダイムシフトである。意識改革が必要である。

4.2.1.6　しくみ

しくみは、制度・体制・仕組み・システム・枠組みであり、環境の変化に対応して、再構成・再構築しなければならない。

4.2.1.7　かかわり（相互の影響・つながり）

かかわりは、相互の影響であり、つながり・関係・連携・ネットワークである。固定ではなく、状況に応じて、再編・組み替えられる。特に、Web におけるつながりは、一過的であり、現実感がない。また、本人の認識がなくても、勝手につながっている、あるいは、途切れていることがある。かかわり・つながりには、拡がり、強弱、永続性に差・変化がある。

4.2.1.8　虚実

情報が氾濫し、何が真実で、何が虚偽かが不透明になり、判断の根拠が不確実になる。虚実の区別は、意図の有無にかかわらず、不明確になっている。
その要因として、1. 変革の方向を予測し得ない、2. 作為（意図の有無）・過誤・悪意・虚の氾濫（ランサムウェアに代表される）がある。
ⅰ　現実と仮想
仮想現実（Virtual Reality：VR）[*3]、拡張現実（Augmented Reality：AR）[*4]、複合現実（Mixed Reality：MR）[*5]、代替現実（Substitutional Reality：SR）[*6]がある。装置の進歩により、人間の能力を拡張し（人間拡張　Augmented Human：AH）[*7]、

＊３　VR：限りなく実体験に近い体験が得られる（仮想現実）技術
＊４　AR：現実の世界に仮想の世界を重ねて「拡張」する技術
＊５　MR：現実世界と仮想世界をより密接に融合させ、仮想の世界をより現実に感じさせる技術

五感の一部を体感できるロボットによる遠隔手術は現実である。時間・空間の壁の撤廃である。人工衛星や宇宙船への指令はまさに AI と組み合わせて、時間空間の壁を撤廃したものである。

ⅱ 虚・偽と実・真

意図、悪意の有無にかかわらず、虚と実、偽と真の区別が困難である。確認、確証の術がないからである。

ⅲ 不信と信頼と安心

何を信じ、何をしたら適切かが判断困難である。ⅳ 危険と安全にも通じるが、"安心[*8]"とは、対象の意図と行動、機能、はたらきに対する信頼である。結果はわからないからである。

筆者が不適切と考える用語"ゼロトラスト（zero trust:ZT）[*9]"が、氾濫している。一部の例外[*10,11]を除いて、用語の意味を十分に検討せず、議論あるいは用いる現状を危惧する。

「ゼロトラストは、最も重要なサイバーセキュリティの考え方である。しかし、『ゼロトラスト』はそれ自体が間違った呼び方である。人やデバイスが信頼されているかどうかではない。アクセスのテストとして信頼や不信をもはや使用しないということである」という。

しかし、ゼロトラストに代わる適切な用語を提案した人や組織は見当たらない。すべてのアクセスの安全性の検証は、範囲と程度に限界がある。注 11 に記述があるように、不確実性を最小化することであり、"ゼロ"ではない。

ゼロトラストを文字通りに解釈すれば、何も信頼できない、何も信頼しないことである。想定しうるリスクに、どのように対応しても、万全ではないことを、"ゼロトラスト"と表現したいのであろう。

ゼロリスク（zero risk）・絶対安全（absolute safety）、欠陥ゼロ（zero defect）がないように、ゼロトラストは実際にはあり得ない。論理矛盾である。字義と異なる定義をすることは、誤解を招くだけであり、避けるべきである。

ゼロトラストを用いる人は、「すべての接続とエンドポイントが脅威だと想定することで機能する、以下の 3 つの大まかな枠組み（アーキテクチャ）である」という。

① すべてのネットワーク・トラフィック・ログを記録して検査

② ネットワークへのアクセスの制限と制御

③ ネットワーク・リソースの検証・保護

ⅳ 危険と安全

危険と安全を区別する困難は述べるまでもない。安全とは、「許容しえないリスクがないこと」である（信頼性・品質管理における定義）。前述のごとくゼロリスクはない。どこまで準備し、どこまで対応できるかを検討する必要がある。

4.2.2 不確実性

情報社会の特徴の、1. 境界・壁の崩壊・撤廃、2. 時間・空間の境界・壁の撤廃に関連して、不確実性が著明になる。

いつ、どこで、何が、どうなるかは、不確実で

---

* 6 SR：過去を記録した情報と現在から得られる情報をシームレスに置換する技術。
* 7 AH：人間の能力を補完・向上する、あるいは新たに獲得する技術。その特徴は、「人間と機器の一体化」と「人間の能力の拡張」である。
* 8 安心：気掛かりな事が無く、心が落ち着き安んじること。安全・安心と対で使うことが多いが、安全が安心の必要条件ではあるが、全く別の概念である事に留意しなければならない。
* 9：ゼロトラスト（zero trust）：NIST SP 800-207 ゼロトラストアーキテクチャ
　　 組織内外のネットワーク環境における、従来の「境界」の概念を捨て、守るべき情報資産にアクセスするものはすべて信用せずにその安全性を検証することで、情報資産への脅威を防ぐという、セキュリティの新しい考え方。
*10：IBM 最高情報セキュリティ責任者（CISO）は、「ゼロトラストは実装ではなく、戦略である」という。（https://securityintelligence.com/posts/ibm-ciso-perspective-zero-trust-changes-security/）
*11：国防総省は、「ゼロトラスト（ZT）は、ネットワークが侵害されている場合であっても、情報システムやサービスにおいて、各リクエストを正確かつ最小の権限となるようにアクセス判断する際の不確実性を最小化するために設計された概念とアイデアの集合体である」と定義する。（https://nvlpubs.nist.gov/nistpubs/SpecialPublications/NIST.SP.800-207.pdf）

あり、予測不能である。前述の境界・壁の崩壊・撤廃の要素のいずれにも適切に対応することは至難の業である。従来の常識、理論、価値観、経験が当てはまらないからである。したがって、判断の根拠を明確にすることが必要である。不確実性によって、信頼はますます重要になる。

4.2.3 変革の方向

緩徐な変化に追従（対応）することは比較的容易である。しかし、変革・改革ともいえる、急激かつ甚大な変化では、方向が読めない。その要因を、1.境界・壁の崩壊・撤廃①－⑧で記述した。しかし、変化が読めなくても、諦めるわけにはいかない。考え方の軸、信念を維持することが重要である。しかも、右往左往せず、必要に応じて、他の情報や考え方を参考にしつつ、自分の判断で、考えや信念を柔軟に変える必要もある。

4.2.4 変革の促進要因

ウイルス蔓延、ウクライナ戦争が、情報革命により進行中の社会変革を促進した。これらにより、情報革命が次の段階に進んでいる。

4.2.4.1 ウイルスの蔓延

ウイルスの蔓延（ⅰ 新型コロナウイルスと、ⅱ ITウイルス）を経験した。共に、社会・経済、日常生活の基本を大きく変更させた。仮にウイル

スを鎮圧できたとしても、社会・経済、日常生活の変更は継続せざるを得ない。それほど、甚大な影響を及ぼしている。

ⅰ 新型コロナウイルス

ウイルスの特徴として、短時間で変異するので、ワクチン製造と配備が遅れた。また、その特性が判明するまでに予防策が策定できず、蔓延し、重症化・死亡例が発生した。医療の在り方、業務は大きく変わり、日常生活も大きく変わった。

ⅱ ITウイルス

ITウイルスは、ISの機能障害・機能停止を発生した。以前は、行政、政治、経済の影響力のある組織が攻撃の標的であったが、今や、あらゆる組織・個人が標的になっている。真に、社会・経済、日常生活に甚大な影響を及ぼしている。

4.2.4.2 ウクライナ戦争

ウクライナ戦争は情報戦争と言われている。攻撃的及び防衛的武器としてのITの役割が大きい。ドローン兵器が典型である。情報収集のみならず、情報操作・攪乱が行われている。ヒト・モノ・情報の流れが、停滞・攪乱されている。社会・経済、日常生活の仕組みも大きく変化し、甚大な影響を及ぼしている。これを契機に、安全保障の考え方が大きく変わった。複数の地域における侵略戦争が危惧されており、"情報戦[*12]"の様相が増している。

---

*12　脱稿後、ハマスによるイスラエルへのテロ攻撃を契機に、戦闘状態となっている。ここでも、情報戦が拡大している。

Ⅴ 内製化の考え方・ツール（道具）・手順

内製化に関する考え方・ツール（道具）・手順を解説する。

5.1 内製化とは

内製とは、自組織内で製造（in-house production、Internal manufacturing）することである。

内製化とは、外注あるいは委託（アウトソーシング）業務を自組織で行うことである。

内製化の定義は一様ではない。「5.4.5 内製化の範囲」で記述するが、

① 企画・設計・コーディング・実装・運用・維持管理の全工程を自組織内で実施するもの[*1]と、

② その一部または大部分を自組織内で実施するもの[*2]、という2つの考え方がある。

①の定義で、内製化可能なのは、大組織が大部分であるが、RPAの活用により、内製化の範囲（業務の粒度）を限定すれば、中小組織でも可能になった。

本書では、新規開発も、外注からの変更も、「内製」と「内製化」を厳密には区別しない。また、上記① ②のいずれでも、内製化を「自組織内で製造すること」と定義する。

一般には、内製化が頻用されているが、その大部分は、内製と明確には区別していない。

本書では、「内製」が適切な場合（文脈）もあるが、混乱を避けるために、「内製化」に統一した。

各組織の考え方、状況（環境・自組織）、内製化の目的、対象、方法等により異なるからである。また、実務において、厳密に区別する意味がないからである。

5.2 内製化の理由

HISに関する内製化の理由は、環境の変化に適時、適切に対応するには、導入（汎用）あるいは自組織の要望に合わせて改修（カスタマイズ）したソフトウェアでは、業務に不都合があるからである。業務に適用できなければ、組織存続に係るからである。

医療制度改正、社会情勢の変化、あるいは、病院の方針変更等に対応した、業務変更・追加、運用変更等が必要である。診療報酬改定や医療法改正等による基幹システムの大きな変更は、開発会社に依頼せざるを得ない。

しかし、院内情報担当部門職員（SE：System Engineer）の能力及び業務量によるが、基幹システムの大きな変更でない限り、費用、時間、職員の要望へのきめ細かい対応を考えると、内製化が良い場合が多い。

5.3 内製化の方法

内製化の方法として、プログラミング言語を用いてコーディングする場合と、しない場合がある。前者は、通常のコーディングと、いわゆるローコードの方法がある。後者の究極は、ノーコードと呼ばれる方法である。

RPAでは、ローコードとノーコードが普及しつつあるが、定型業務が対象である。非定型業務や想定外事象では、自動化だけでは対応できず、人の判断や操作が必要になる。

また、AIによる自動化も普及しつつある。Ⅵ章で解説するように、複数の方法を組み合わせることも多い。

RPAやAIが"魔法の杖"のように喧伝されているが、現時点では、定型業務に限定して適用できる段階である。

特に、非定型業務が大部分である医療においては、極一部の業務に適用できるに過ぎない。しかし、一部の業務であっても、対象を限定して自動化することには意味がある。RPAやAIは、急速に改良されており、他の手法と組み合わせて適

---

* 1 全工程を自組織内で実施：『システム内製化の極意 事例で学ぶDX推進の切り札』日経BPムック、2022年2月、p.13に「本特集ではシステム開発工程における企画、設計、開発、保守まで手掛けていることを"内製"と定義する。」と記述している。

* 2 一部または大部分を自組織内で実施：この考え方が一般的である。

用範囲が拡大しつつある。また、自動化しても、人の操作・判断の併用を考慮する必要がある。

当院の内製化で使用する言語・ツールは、Excel、Access、FileMaker、VBScript、PHP+JavaScript、Python である。詳細はⅦ章、Ⅷ章で提示する。

5.4　内製化における検討事項

内製化における検討事項は以下の通りである。

5.4.1　HIS の改良・改修を要するか

HIS の改良・改修を要する状況は以下の4つである。
① 現 HIS で業務に支障がある。
② 現 HIS では今後の変化に対応できず、業務に支障がでる。
③ 現 HIS で業務に支障はないが、より円滑にしたい。
④ 現 HIS で業務に支障はないが、機能強化・追加したい。

5.4.2　改良・改修の対象を明確にする

① 業務（プロセス）範囲
最初に検討すべき重要事項である。5.4.5　内製化の範囲　で解説する。
② 業務目的
当該業務の目的は何か。
③ 機能
業務の働きである。どのような結果・成果を期待するか。
④ 利用対象者
当該業務の担当職員はだれか。

5.4.3　内製化を要するか

内製化を要するか否かは、以下の4点を検討する。
① 費用
初期費用と維持・管理費用が必要である。
② 開発時間
必要性、緊急性に依存するが、開発が長期にわたる場合には、代替案あるいは一時的避難策を検討しなければならない。

③ 業務・要望の理解度
内製化、外注共に、業務の目的と機能（運用）および要望の理解度が最大の問題である。前述したが、開発業者だけの責任ではなく、医療側が自組織の業務フローを明確にできず、真の要求を明確にできないからでもある。

業務フロー図作成研修を受けた自組織の職員（SE または IT 担当者）であれば、詳細な業務フローを把握することは難しくない。また、現場職員と双方向の検討が容易である。
④ 開発の範囲
自組織のシステム全体を把握しているので、開発範囲を決めやすい。**表 5.1** 参照。

5.4.4　内製化は可能か

内製化の可能性は以下4点を検討する。
① 開発人材がいるか
開発人材には、IT のみならず、業務、業務フローの理解が最重要である。そのためには、現場職員との意思疎通（相手の真の要求を把握し、HIS の技術的事項を分るように説明する）能力が重要である。
② 人材を開発に投入できるか
開発能力のある人材がいても、他業務との関係がある。緊急度、重要度、採算性等を総合判断する。
③ 開発範囲
業務（プロセス）範囲
基幹システムの改修の必要性
基幹システムとの連携
④ 開発に必要な時間
開発の範囲と程度による。また、② ③に関連する。

5.4.5　内製化の範囲

内製化する業務の粒度（範囲）を定義（決定）する必要がある。"業務"、"プロセス"といっても、対象とする粒度により、以下の事項の考え方が異なる。何れが正しいかではなく、目的に応じて、粒度を定義（決定）する必要がある（**表 5.1**）。
① 企画・設計・コーディング・実装・運用・維持管理の全工程[*3] を自組織内で実施する。

工程における RPA（ローコード、ノーコード）の位置を表示した、Ⅵ章で解説する。

② 工程の一部または大部分[*4]を自組織内で実施する。

③ 組織の一部の業務[*5]を対象とする。

一部といっても、基幹業務のみ、一部の部門・部署システムのみ、部門・部署システムの一部のみと段階がある。

④ 組織の全業務[*6]を対象とする。

全業務を内製化できるのは特殊な組織であり、例外であろう（**表 5.1** 下段上半分）。

5.5 人材確保・育成

人材確保は経営資源の最重要な「人」の能力向上・質向上が目的であり、経営の重要事項である。若年層の人口減少に伴って、医療に限らず、全産業・全職種で人材不足の問題が急速に強まっている。その中でも、IT 人材確保が大きな問題になり、業態・業種に関係なく、採用が困難である。したがって、採用は重要課題であるが、職員の（再）教育・育成がさらに重要である。

5.5.1 IT 人材確保・育成

前述したように、環境の変化に適切に対応する

には、常に、IT 知識と技術を習得しなければならない。また、IT 知識と技術に限らず、環境の変化を適切に把握し、理解しなければならない。

医療職、病院勤務経験、IT 資格は有った方が良いが、それらの有無は重要ではない。むしろ、必要な資質は、常識、適応力、学習意欲、調整力、合理性、論理性、持久力等々である。入職後に業務遂行の中で、経験し、習得すれば良い。

採用時に面接と「医療の基本に関する設問[*7]」（記述式）で、上記事項を確認している。IT に関する基本的テストをすることもある。また、履歴書及び面接時の発言と採用後の資質に大きな食い違いがあることがある。

具体的には、Ⅵ章で記述する。

5.5.2 一般職員教育

情報・質管理部門職員がいくら優秀で、適切にHIS を導入、維持管理しても、利用者である一般職員が、適切に使わない限り運用に支障が出る。

IT 人材育成と同様に、一般職員教育が重要である。

一般職員には、入職時の研修で、情報、IT、質、個人情報保護、安全確保等を講義と PPT、イントラネットで動画を用いて教育する。また、役職

表 5.1 　内製化と委託の範囲

			工程							
一部業務[*5]	内製化	全工程[*3]	企画	設計	コーディング		ノーコード	実装	運用	維持管理
		一部[*4]			通常	ローコード				
	全工程委託		企画	設計	コーディング		ノーコード	実装	運用	維持管理
					通常	ローコード				
全業務[*6]	内製化	全工程[*3]	企画	設計	コーディング		ノーコード	実装	運用	維持管理
		一部[*4]			通常	ローコード				
	全工程委託		企画	設計	コーディング		ノーコード	実装	運用	維持管理
					通常	ローコード				

＊3 　全工程：企画・設計・コーディング・実装・運用・維持管理のすべての工程を自組織内で実施するもの
＊4 　一部工程：工程の一部または大部分を自組織内で実施するもの
＊5 　一部業務：組織の一部の業務に関して（基幹業務のみ、一部の部門・部署システムのみ、部門・部署システムの一部の業務のみと段階がある）
＊6 　全業務：組織の全業務に関して
＊7 　医療の基本に関する設問：医療に関する基本的考え方を、「はい・いいえ」で回答させて、医療に対する姿勢を判断するための設問。筆者が、20 年以上継続して、採用面接、講演会、研修会等で使用している。この考え方は、「医療制度と外科診療」臨床外科（連載 2003.1-12）で解説した。

者研修、一般職研修を毎年実施し、その中で上記内容を盛り込んでいる。

　個人情報保護、IT セキュリティに関しても、イントラネットで動画を掲載し、理解度テストを実施している。

コラム2：業務フロー図作成のススメ

　業務フロー図とは、職種、役割ごとの業務を時系列に並べ、人、モノ、情報の流れを見える化したものである。多職種が複雑に連携し、並行処理も多い病院業務において、業務フロー図を作成し、業務を可視化することは、職種間の垣根を払い、お互いの業務を理解することに役立つ。

　病院は専門資格職が多く、業務も縦割りになりがちである。多職種が一同に集まって作業することによっても垣根は下がるが、さらに他部門での業務を知ると、自部署の中だけで考えていた業務の改善点が見えてくる。

　ただし、業務フロー図を作成するには、想像以上に大変な労力がいる。最初に、業務分析として全ての行為を洗い出すが、自分では全ての業務を書き出したと思っても、実際には全然足りていないということがよくある。その業務に関わったことのない職員に、できたフロー図を見て業務ができるかどうかを試してもらおう。

　業務フロー図の書き方にもいろいろな種類があるが、医療の分野では UML（Unified Modeling Language）のアクティビティ図を勧める。できた図は、マニュアルとして使うだけでなく、RCA（Root Cause Analysis：根本原因分析）や FMEA（Failure Mode and Effects Analysis：故障モード影響解析）分析を行う際の基礎資料として使うことも、IT 開発側に要求仕様を正しく伝えることもできる。私達も、院内から新しいツールの要望を受けたときには、言われたままに作るのではなく、業務フロー図を作成し、運用が最適化できるようにすり合わせして、システムを設計している。

　業務フロー図の作成にチャレンジしよう。新しい視界が広がるに違いない。（小谷野）

コラム3：内製化は奥が深く、一筋縄には行かない

　本文で述べたが、変化が激しいときには、原理・原則に基づき、ものごとの目的・本質を理解する必要がある。

　世間の "常識" の中に、"おかしなこと（不可解）" が多い。"おかしい" とまで言わなくても、"当たり前" とされることの中に、"当たり前" でないことも多くある。

　風潮に流されて、目的・本質を考えずに、受け入れることも多い。本書の主題の "内製化" もその中の一つであろう。

　筆者は、当院職員に "内製化" を指示し、推進し、多くの論文や書籍を出版したが、本書を執筆して、改めて "内製化とはなにか" を考えることになった。

　内製化の意義と重要性を理解していると思っていたが、理論的・体系的に考えていなかったことに気づいた。"内製化" がここまで深い内容があるとは思わなかった。恥ずかしながら、改めて、病院情報システム、情報技術、内製化を勉強することになった。

　「おわりに」に述べたが、執筆中に、内製化の情勢が急展した。したがって、さらに調査、検討し、原稿の内容と共に何回も再構成した。本書自体が、大きく変化（進展？）した。

　今までに多くの書籍を出版したが、このような経験は初めてである。共同執筆者の両名も、かなり戸惑っただろう。執筆中の変更にも拘わらず、付き合ってくれたことに感謝する。また、途中から読者対象を広げたので、当初は予定しなかったが、入職直後の非医療職の質保証室職員（山越さん）に、何回か原稿を見てもらい、理解しがたい部分を指摘いただき、修正・追記した。

　内製化は奥が深く、一筋縄には行かないが、必須の経営要素である。自組織に適合させて、活用しなければ円滑な組織運営はできない。（飯田）

内製化と他の仕組みとの連携

内製化において、他の仕組みとの連携（併用）は極めて重要である。内製化に重要な仕組み（ツール）の中で重要な以下の4つを概説する。

1. EUC（End User Computing）
2. RPA（Robotic Process Automation）
3. 生成AI（Generative AI：対話型AI）
4. API（Application Programming Interface）

6.1 内製化とEUC(End User Computing)

内製化において、EUC が重視されている。内製化と EUC は、それぞれが複雑であり、その関係も複雑である。「5.1 内製化とは」に概要を記述し、**表6.1** に示す。

一般に、現場（各部署）で利用するシステムやソフトウェアは、組織方針に基づき、情報システム担当者が、現場の意見を聴取、業務を把握、選定、管理する（**表6.1** 上段）。

一方、EUC とは、情報システム部門以外の現場職員がシステムの選定や運用に主体的に関わることをいう。担当業務を熟知する現場職員が、自らの考えを自らの手で開発できることに特徴がある。関与の程度と範囲は様々である（**表6.1** 下段）。

情報システム部門主導でも、EUC（現場主導）でも、一部の業務（**表6.1** 上段の上半分）に関する一部の工程、あるいは全工程の内製化が大部分である。全業務（**表6.1** 下段の上半分）の内製化は大企業あるいは特殊な企業以外ではほとんど無いと考えるが、定義（分類）し表示した。

EUC では、内製化の必要性と同様の理由で、各部署あるいは特定部署の職員が、システムの選定、運用、維持管理を主体的にする場合がある。

EUC で留意すべき事項は、部分最適と全体最適の関係（均衡）である。現場の自由な発想、柔軟な運用と、他部署あるいは全体への影響との均衡である。

情報利活用において、従来は部分最適でも運用できたが、今や、各部署、各業務において、複数のシステム、複数のアプリケーションを利用し、データを相互に参照しており、院内においても標準化・整合性・相互運用性が求められている。したがって、EUC を導入・併用する場合においても、他への影響を考慮しなければならない。最低限、システムおよび業務全体を把握できる情報システム部門による維持管理が必須である。

外部・内部環境の変化に対応するためには、情報システムを構築し、情報を利活用し、システムおよびデータの整合を図らなければならない。システム毎に開発方針、ツール、言語（OS）等が

表6.1　内製化と EUC・RPA

				企画	設計	コーディング 通常	コーディング ローコード	ノーコード	実装	運用	維持管理
情報システム部門主導	一部業務	内製化	全工程／一部	企画	設計	通常	ローコード	ノーコード	実装	運用	維持管理
		全工程委託		企画	設計	通常	ローコード	ノーコード	実装	運用	維持管理
	全業務	内製化	全工程／一部	企画	設計	通常	ローコード	ノーコード	実装	運用	維持管理
		全工程委託		企画	設計	通常	ローコード	ノーコード	実装	運用	維持管理
EUC 現場主導	一部業務	内製化	全工程／一部	企画	設計	通常	ローコード	ノーコード	実装	運用	維持管理
		全工程委託		企画	設計	通常	ローコード	ノーコード	実装	運用	維持管理
	全業務	内製化	全工程／一部	企画	設計	通常	ローコード	ノーコード	実装	運用	維持管理
		全工程委託		企画	設計	通常	ローコード	ノーコード	実装	運用	維持管理

異なると、改訂の度に整合がとりにくくなる、あるいは、とれなくなる。

また、OS、サーバー、開発ツール、アプリケーション等のバージョンアップへの対応は極めて困難である。

6.2　内製化とRPA（Robotic Process Automation）

情報システム部門主導の内製化およびEUCにおいて、RPAを代表とするローコード、ノーコード開発が急速に導入されている。「表5.1　内製化と委託の範囲」、「表6.1　内製化とEUC・RPA」と「表6.2　内製化と生成AI・RPA」にRPA（ノーコード・ローコード）を表示した。

内製化、EUC、RPAにおいても、現場に自由に作成させると、"野良ソフトウェア"、"野良ロボット"*1 が氾濫し、収拾がつかないことがある。また、職員が使用する機器、ソフトウェアを把握できない状態（シャドーIT: shadow IT*2）が問題になる。管理が厳しいと現場から不満がでるが、自組織の状況に応じて組織が一定の方針を設定し、管理しなければならない。

現場の様々な要望を、都度、受け入れて内製化することが多く、システム毎にバラバラで、統一の方針に基づいて構築しない場合には、更新だけではなく、改修すら困難になる。また、内製化、

EUC、RPAを担当した職員が退職した場合には、文書が散逸したり、あるいは、残っていても解析が困難であり、利活用が困難になる。

VIII章でRPAの事例を紹介する。

6.3　内製化と生成AI（対話型AI）

2022年末から、Chat GPTを代表とする生成AI*3（対話型AI）が急速に普及している。内製化において、極めて大きな影響を及ぼすが、RPA以上に、組織管理を徹底しなければならない。例示すれば、生成AIは、事実と異なる誤情報を回答することが屡々ある。そこで、回答の根拠を提示させて、一つ一つその"根拠"を原典に遡って検索したところ、その"根拠"というものが、まったくのでたらめであることが屡々である。したがって、人による検証は必須であるが、生成AIが用いたデータ、根拠、回答の検証は極めて困難である。そもそもChat GPTには理論、論理的整合、根拠は関係ない。統計的と言うが、統計的解析はしていない。プロンプトの作成の仕方によるという言説があるが、それを研究して利用した上でも、この問題が存在する。

一方、質保証室職員が、生成AIにPythonを使った簡単なプログラムを書かせ、内容を確認したが、特別の問題がないこともある。しかし、人による検証は必須である。

表6.2　内製化と生成AI・RPA

			工程								
			生成AI*3	企画	設計	コーディング		ノーコード	実装	運用	維持管理
						通常	ローコード				
情報システム部門主導	内製化	全工程	生成AI*3	企画	設計	コーディング		ノーコード	実装	運用	維持管理
		一部	生成AI*3			通常	ローコード				
	全工程委託		生成AI*3	企画	設計	コーディング		ノーコード	実装	運用	維持管理
			生成AI*3			通常	ローコード				
EUC現場主導	内製化	全工程	生成AI*3	企画	設計	コーディング		ノーコード	実装	運用	維持管理
		一部	生成AI*3			通常	ローコード				
	全工程委託		生成AI*3	企画	設計	コーディング		ノーコード	実装	運用	維持管理
			生成AI*3			通常	ローコード				

---

*1　野良ロボット：管理されていないロボットのこと。①従業員・顧客の情報漏えい、②内部監査の対象漏れ、③セキュリティリスク、④データの誤記載・誤消去　の危険がある。

*2　シャドーIT：組織が把握していない状態で、従業員や各部署が利用するデバイスやクラウドサービスのこと。情報漏洩やウイルス感染などの危険がある。

*3　生成AI：現時点では、一部に採用されるに過ぎないが、全事項に関して採用される可能性がある
表6.2では、表6.1で区分した全業務か、一部の業務かの区別は煩雑になるので省略した。

Ⅷ章で生成 AI の事例を紹介する。

　生成 AI が有用な場合もあるが、上記の問題があることを理解したうえで利用すべきである。

　したがって、無批判に採用するだけではなく、一方、批判するだけでもなく、生成 AI の特質、限界、問題と、急速な改善が実施されている状況を把握する必要がある。

　一方、投資で甚大な損失を出した某 AI 大企業トップが「業務に生成 AI を使わないのは、電気、自動車を使わないのと同じであり、存続できない」と発言している。

　個人利用はともかく、業務では、更なる改善を期待しつつ、正確性の検証、個人情報・機密情報・著作権保護等の危惧すべき事項の一定の評価を待つ必要がある。

　本書では、詳細な議論は避けるが、内製化に利用され始めたので、注意を喚起した。

　今後、「**表 6.1　内製化と RPA**」の全項目で、生成 AI の関与は必至であり、生成 AI の欄を追記した（**表 6.2　内製化と生成 AI・RPA**）。

6.4　内製化と API(Application Programming Interface)

　内製化において、API(Application Programming Interface) の活用が重要である。

　API とは、ソフトウェアやプログラム、Web サービスの間をつなぐインターフェース（接続規格・仕様）をいう。すなわち、2 つの異なる機器やシステム、ソフトウェア間で情報交換する際、その間をつなぐ規格や機能をいう。ある機能を持つソフトウェアに API という接点（インターフェース）を作り、その接点を通して取り決めに従って、外部のアプリケーションと連携する。

6.4.1　API の目的

　API の目的は、以下の通りである。

① 異なるシステムやプログラム間の情報共有
② システムの機能拡張
③ 開発効率向上
④ サービス提供

6.4.2　API の機能

　API の機能は、以下の通りである。
① データ取得
② データ更新
③ データ削除
④ データ検索
⑤ 処理実行
⑥ エラー処理

6.4.3　API を使う手順

　API を使う手順は、以下の通りである。
① API の利用登録やアカウント作成する。
② API を使うためのキー（API キー）を取得する。
③ API を呼び出すためのプログラムを作成する。
④ API に必要なパラメータを設定する。
⑤ API を呼び出して、データの取得や処理を行う。
⑥ 取得したデータを必要に応じて加工して利用する。

　内製化する際、インターネット上に公開されている利用可能な機能の API を活用して、新たなアプリケーションを効率的に開発できる（Web API[4]）。

　インターネット（外部）を介さず、組織内で作成した API を介して組織内のシステムを連携し、活用できる。

　GAFA[5]、生成 AI、SNS[6] の開発各社はそれぞれ特定の機能の API を公開している。無料と有料があるので確認が必要である。一般に、API

＊4　WebAPI：API を用いてアプリケーション間やシステム間でデータや機能を連携し、利用できる機能を拡張すること。

＊5　GAFA：米国の主要 IT 企業、Google（検索エンジンの運営など）、Amazon（ネット通販サイトの運営など）、Facebook（現 Meta）（交流サイト（SNS）の運営など）、Apple（iPhone の開発など）の 4 社の総称。

＊6　SNS：Social Networking Service の略。インターネット上のコミュニティサイトのこと。ユーザーが情報発信し、ユーザー同士でつながりを持てる。

であることを意識せず利用している。

6.5 内製化と他の仕組みとの連携の関係

内製化の事例報告は多いが、詳細な考察が見られないのは、Ⅴ章で解説したように、「内製化」が極めて複雑であることによる。内製化の範囲（業務・工程）、仕組み（手法・ツール）が多様である。また、仕組みの利用も単一ではなく、併用されることが多い。その関係の概要を、**表6.3 内製化における各仕組みの併用の意義・留意点・対策**を提示した。内製化と他の仕組みとの連携の概要は、6.1～6.4で各々解説した。

表6.3 内製化における各仕組みの併用の意義・留意点・対策

組み合わせ	意義	留意点	対策
EUC＋生成AI	－ ユーザーが直接AIを利用してデータ生成や分析が可能 － ユーザーの要望に合わせたカスタムAIツールの構築	－ EUCのツールが生成するAIの処理能力を超えていないこと － ユーザーが生成したデータの品質や正確性の管理が難しい	－ データの検証ツールの導入 － EUCとAIの連携の最適化 － 人による最終検証
EUC＋RPA	－ ユーザーが直接RPAを利用して業務プロセスを最適化 － 単純作業の自動化による効率化	－ RPAのスクリプトの変更や維持管理の負担 － EUCの柔軟性とRPAの硬直性のバランスの調整が必要	－ 定期的なスクリプトの検証とテスト － EUCとRPAの連携指針の策定
EUC＋API	－ ユーザーがAPIを利用して外部システムと連携 － データの共有や機能の拡張が簡単	－ APIの変更時のEUCツールの互換性 － データセキュリティとAPIアクセス制限の課題	－ APIの変更履歴の文書化 － EUCでの安全なAPI呼び出しの実践
生成AI＋RPA	－ AIが生成したデータや結果をRPAで業務に統合 － AIの出力に基づく自動的な業務処理	－ AIの出力限界性とRPAの精度 － システム全体のエラー対応や例外処理の設計	－ AIの出力のロギングと監視 － RPAのエラーログと自動再試行機能の実装 － 人による最終検証
生成AI＋API	－ AIが生成・分析したデータをAPI共有 － 他のシステムやアプリケーションとの連携強化	－ 生成データのプライバシーとセキュリティ課題 － APIの応答時間やアクセス限度の影響	－ 機密情報のマスキングや暗号化 － APIのキャッシュや非同期処理の導入
RPA＋API	－ RPAがAPIを利用して異なるシステム間のデータ移動やタスク実行を自動化	－ APIの変更時のRPAスクリプトの互換性 － APIのエラーや障害時のRPAの動作不安定性	－ APIのステータスチェック機能の導入 － RPAログと障害通知機能の実装
全組み合わせ	－ プロセス全体的な最適化と自動化 － システム全体の効率と生産性の向上	－ 各ツールや技術間の相互依存関係 － システムの複雑性が増し、トラブル増加の可能性	－ システム全体構成の文書化 － 一元化されたロギングと監視ツールの導入 － 人による最終検証

6.6 Excelと生成AI・API

Excelには、マクロやアドインソフトがあり、利用しやすい汎用のツールであるが、制約もある。生成AIやAPIを併用することにより、内製化が比較的容易になりつつある。その留意点を提示する。

6.6.1 Excelと生成AI

Excelの機能制約を、生成AIを併用して機能向上させることができる。**表6.4**に示すように、技術的問題、留意点を理解する必要がある。

表6.4 Excelと生成AI

項目		内容
意義		－ AIを使って得られたデータや結果をExcelで簡単に実現や分析が可能。 － だれでもExcelベースの業務に簡単にAIを組み込むことができる。
留意点		－ Excelのデータ処理の限界により、生成AIの出力のサイズや複雑性に問題がある。 － Excelのマクロとvba[7]との互換性の問題。 － セキュリティやデータの整合性の確保。
対策		－ 生成AIの出力を適切なサイズや形式に調整する。 － Excelのセキュリティ設定やバージョンを管理する。
データ変換		**データ型の統合**: 生成AIが出力するデータ型とExcelが扱うデータ型を一致させる。例: 文字列、数値、日付・時間など。
		データサイズの上限: 生成AIの出力が、Excelのセルのデータサイズの上限を超えないようにする。
インターフェース設計		**自動化**: VBAマクロやPower Query[8]を使って、AIの出力を自動的にExcelに入力する仕組みを作る。
		エラー処理: AIの出力に問題があった場合や、Excelへのインポートエラーが発生した場合の処理を設定する。
		ユーザーガイダンス: Excelシート上の操作説明やヘルプを提供して、利用者が簡単にデータを取り込み・分析可能にする

---

* 7　VBA（Visual Basic for Applications）：Microsoft Officeの拡張機能で、簡易なプログラムを記述して複雑な処理を自動化できるプログラミング言語。
* 8　Power Query：Excelの拡張機能で、外部データを抽出・収集して、自由に整形できる。

6.6.2 ExcelとAPI

Excelの機能制約を、API等を併用して機能向上させることができる。表6.5、表6.6に示すように、技術的問題、留意点を理解する必要がある。

表6.5　Excelで利用可能なAPI等の技術

1	Power Query	ExcelのPower Queryを使うと、さまざまなデータソース（SQL Server、Oracle[*9]、JSON[*10]、XML[*11]、ODBC[*12]など）からデータを取得して変換できる。
2	Excel REST API	Microsoft Graph、Excelワークブック内のデータや計算をアクセス・操作できる。
3	Webサービスの組み込み	ExcelのWeb SERVICE[*13]関数やPower Queryを使って、RESTful API[*14] Webサービスからデータを取得できる。
4	VBA	ExcelのVBAを使うと、さまざまなAPIエンドポイントにカスタムコードを記述してアクセスできる。
5	Excel JavaScript API	Excelのタスクペイン（作業領域・作業ウィンドウ）やコンテンツアドインの開発に使用する。Excelのオブジェクト（ワークブック、ワークシート、セルなど）にアクセス・操作可能である。
6	Excel Python API (xlwings)	PythonとExcelを連携させるライブラリ。PythonコードをExcelのVBAマクロとして実行、またはExcelデータをPythonで処理する。
7	Office スクリプト	Excel Online 内での自動化タスク作成のための機能。操作の記録、Office Script としての保存・再生が特徴
8	ODBC、OLE DB	データベース接続技術。Excelはこれらを介して多くのデータソースに接続し、データ取得が可能である。
9	COM アドイン	Excel 機能の拡張用アドオン、カスタムリボン、ユーザーフォーム、新しい関数などの拡張が可能である。
10	Excel サービス API	SharePoint Server 上の Excel Services の API。サーバー上の Excel ワークブックへのアクセス、ウェブページへの埋め込み等が可能である。

表6.6　Excelと利用可能なAPI等の留意点

No	名称	意義	特徴	留意点	対策
1	Power Query	データを取得・変換・整形する	GUIを使用したデータの取得・加工が可能である	データ量が多いと、パフォーマンスに問題があることがある	データのフィルタリングや適切に最適化する
2	Excel REST API	Excelのデータをリモートからアクセス・操作	クラウド上のExcelファイルにアクセスし、読み書きが可能である	セキュリティの設定やネットワーク接続が必要である	正しく認証・アクセス設定する
3	Webサービスの組み込み	外部のWebサービスをExcelから呼び出す	さまざまな外部サービスとの連携が可能である	APIの仕様変更や通信エラーの危険がある	APIのドキュメントを確認し、エラーハンドリングを実装する
4	VBA	マクロやカスタム関数の作成	長い歴史を持ち、多くの情報・資料が存在する	セキュリティの問題や、古い技術であること	セキュリティのベストプラクティスを遵守し、VBAの代替技術も検討する
5	Excel JavaScript API	Webベースの拡張やカスタム機能をExcelに組み込む	Office アドインとして動作し、クロスプラットフォームで動作する	パフォーマンスとブラウザの互換性	開発環境の選択やテストをしっかり行う
6	Excel Python API (xlwings)	Pythonを使ったExcelの拡張や操作	Pythonのライブラリやモジュールを利用してExcel操作が可能である	直接の Excel 組み込みではないため、Python 環境が必要である	必要なPython環境を正しく設定します
7	Office スクリプト	オートメーションや連続の操作を記録、再生	WebベースのExcelでのみ動作し、一般的なユーザーにも簡単に使用可能である	現在はWeb版Excelに限定される	テンプレートを明確に保管する
8	ODBC、OLE DB	データベースとの接続を簡単にできる	多くのデータベースやデータソースとの連携が可能である	反対の管理や設定が必要である	適切な向きをインストールし、設定を確認する
9	COM アドイン	深いレベルでのExcelの拡張	VSTOを使用して.NETで開発可能です。機能やリボンのカスタマイズが可能である	開発がやや複雑	適切な開発環境とドキュメントを用意する
10	Excel サービス API	SharePoint上のExcelの操作やデータの取得	SharePointとの連携が強く、サーバー側の運営が主体	SharePoint環境が必要である	SharePointの設定やセキュリティを確認する

---

*9　Oracle：Oracle 社が販売する RDB 管理システム（RDBMS）、「Oracle Database」を指す。

*10　JSON（JavaScript Object Notation）：人間にも機械にも読みやすい軽量なデータ交換フォーマット形式である。属性－値ペアの集合を表現し、多くのプログラミング言語で扱えるため、データのやり取りに広く使われている。

*11　XML（Extensible Markup Language：拡張可能なマークアップ言語）　任意のデータを定義するルールを提供するマークアップ言語であり、他のプログラミング言語とは異なり、単独では計算処理を実行できない。代わりに、構造化データ管理のために、任意のプログラミング言語またはソフトウェアを実装できる。

*12　ODBC（Open Database Connectivity）：アプリケーションソフトが DBMS（Data Base Management System）などに接続し、データの取得や書き込み、操作などを行う方法の標準を定めたもの。

*13　Web SERVICE：インターネット上でのサービスを提供するためのシステムとシステムの連携に関係する「技術」を指す言葉であったが、現在は、インターネット上のサービス全般を指す。

*14　RESTful API: REST の原則に則って構築された Web システムの HTTP での呼び出しインターフェースのこと。

*14-i　REST（Representational State Transfer）：Web API の定義に使用されるアーキテクチャスタイル（共通仕様）であり、同時にウェブのような分散ハイパーメディアシステムのためのソフトウェアアーキテクチャのスタイルの一つでもある。

6.7 FileMaker と生成 AI・API

FileMaker には、アドインソフト等があり、利用しやすい汎用のツールであるが、制約もある。生成 AI や API を併用することにより、内製化が比較的容易になりつつある。留意点を提示する。FileMaker を利用する医師が多かったが、バージョンアップを繰り返し、機能強化された反面、他システムとの連携等の機能の利活用は、専門知識を持った SE 以外では容易ではない。

6.7.1 FileMaker と生成 AI

FileMaker の機能制約を、生成 AI を併用して機能向上させることができる。表 6.7 に示すように、技術的問題、留意点を理解する必要がある。

表 6.7　FileMaker と生成 AI

項目	内容
意義	‐ 生成AIで得られたデータや予測をFileMakerのデータベースに統合して、業務プロセスを高度化 ‐ FileMakerのカスタムアプリケーション開発にAIの力を活用
留意点	‐ FileMaker のスクリプトやレイアウト設定（データベース構造）と生成 AI の出力との整合性 ‐ FileMaker のデータストレージやアクセスの速度に関する考え方
対策	‐ FileMakerのデータベース設計を見直し、生成AIの出力を効率的に統合 ‐ FileMakerのパフォーマンスチューニングや最適化の実施
データ変換	**データ型の統合**: 生成AIが出力するデータ型とExcelが扱うデータ型を一致させる。例: 文字列、数値、日付・時間など **データサイズのメモリ**: Excelのセルにはデータサイズの上限があるので、生成AIの出力がこれを超えないようにする
インターフェース設計	**自動化**: VBAマクロやPower Queryを使って、AIの出力を自動的にExcelにインポートする仕組みを作る **エラー処理**:AIの出力に問題があった場合や、Excelへのインポートエラーが発生した場合の処理を設定する **ユーザーガイダンス**: Excel シート上の操作ガイドやヘルプを提供して、ユーザーが簡単にデータを取り込み・分析できる

6.7.2 FileMaker と API

API を併用して、FileMaker の機能制約を機能向上させることができる（表 6.8、表 6.9）。

FileMaker Pro 2023 は、Claris Connect[15] と組み合わせて、FileMaker アプリを REST API を備えたほぼすべてのサードパーティ アプリと統合し、手動プロセスを排除してワークフローを自動化できる。

表 6.8　FileMaker で利用可能な API

1. Data API	FileMaker Server や FileMaker Cloud for AWS には、FileMaker のデータに Web からアクセスするための REST API が用意されている。
2. cURL オプション	FileMaker 16以降、URLから挿入するスクリプトステップにcURL[16]オプションが追加され、RESTfulサービスへのより細かいアクセスが可能である。
3. 外部SQL データソース (ESS)	FileMakerは、ODBC経由で多くのSQLデータベース（例: Microsoft SQL Server、Oracle、MySQL[17]など）にアクセスできる。
4. プラグイン	サードパーティ製の FileMaker プラグインを使用する場合、特定の外部サービスや API にアクセスするカスタム機能を追加できる。
5. WebDirect	WebDirect は FileMaker のソリューションをウェブブラウザ上で実行するための技術。これにより、特別な開発なしに Web アプリケーションとして公開可能である。

*15　Claris Connect：クラウドサービス（SaaS）やアプリケーションを統合して自動化するワークフローをノーコードで作成するソフト。オンプレミス環境のアプリケーションやデータベースに接続するための Claris Connect Agent もある。

*16　cURL（client for URL）：Linux などの UNIX 系 OS で利用されるコマンドラインツールの一つで、URL で示されるネットワーク上の場所に対して様々なプロトコル（通信手順）を用いてアクセスできるもの。オープンソースソフトウェアとして公開されている。

表 6.9　FileMaker と利用可能な API 等の留意点

No	タイプ	意義	特徴	留意点	対策
1	Data API	RESTful APIを使用してFileMakerサーバーと通信	JSONベース。モダンなAPI。	負荷、ライセンス制限、設定エラー	適切なリソース、設定の確認
2	cURL オプション	外部サービスとHTTP/HTTPS通信	フレキシブルなWeb通信。	セキュリティ、エラーハンドリング	適切なエラーハンドリング、セキュリティ検証
3	外部SQLデータソース (ESS)	SQLベースの外部データベースと接続	リアルタイムのデータ共有	パフォーマンス、互換性	最適化、ドキュメント確認
4	プラグイン	FileMakerの機能を拡張	特定のタスクや機能を強化する	互換性、更新、セキュリティ問題	定期的なアップデート、信頼性のあるソースから取得
5	FileMaker Script	ビジネスロジックや操作の自動化	FileMaker独自のスクリプト言語。高いカスタマイズ可能性。	複雑なスクリプトはデバッグが困難	コメント、適切な命名、モジュラー化
6	FileMaker App Extensions (iOS)	FileMaker GoでiOSアプリと統合	モバイル向けの高度な統合	iOS専用。アップデートに伴う互換性の問題	iOSアップデート時のテスト
7	ODBC/JDBC	他のアプリケーションやデータベースと接続	標準的なデータベース接続プロトコル	ドライバの問題、セキュリティ	適切なドライバの選択、セキュリティ確認
8	WebDirect	Web ブラウザを介しFileMaker アプリケーションにアクセス	クライアントソフトウェアなしでアクセス可能	パフォーマンス、ブラウザ互換性	サーバーの最適化、ブラウザテスト

---

*16 - i　オープンソース：1998 年に Open Source Initiative（OSI）という団体が作った。OSI はソースコードの開示だけではなく、自由な利用、再配布を認めるソフトウェアに対する名称とした。オープンソースの定義として、以下の 10 条項を掲げた。
1) Free Redistribution（再頒布の自由）
2) Source Code（ソースコード）
3) Derived Works（派生ソフトウェア）
4) Integrity of The Author's Source Code（作者のソースコードの完全性）
5) No Discrimination Against Persons or Groups（個人やグループに対する差別の禁止）
6) No Discrimination Against Fields of Endeavor（利用する分野に対する差別の禁止）
7) Distribution of License（ライセンスの分配）
8) License Must Not Be Specific to a Product（特定製品でのみ有効なライセンスの禁止）
9) License Must Not Restrict Other Software（他のソフトウェアを制限するライセンスの禁止）
10) License Must Be Technology-Neutral（ライセンスは技術中立的でなければならない）
　フリーウェアも無償で利用できるがソースコードが公開されていないものも多く、ソースコードの監査や脆弱性チェックなどをできない。改良、再配布の権利も認めていない場合もある。
*17　MySQL：オープンソースの SQL リレーショナルデータベース管理システムである。

内製化の考え方と開発経緯

7.1 開発担当者の視点

開発担当の視点から見た、内製化の一連の流れの一例を以下に記す。

① ヒアリング

提案者から目的・到達目標・何を望むかをできるだけ詳細に聞き取る。注意しなければならないのは、提案者が必ずしも目的を理解しているとは限らないことである。大抵の場合、現場からの依頼は「この業務を効率化したい→これこれこういうことができるシステムを組んでほしい」という形をとる。しかし、よくよく聞いてみると、運用面の問題であったり、そもそもシステムとは無関係な場合も決して少なくない。開発者に必要とされるのは、技術力の前にまず読解力である。

② 仕様決定

ヒアリングの結果、開発の必要性が認められれば、大まかな仕様を決め、工期・必要経費を見積もって提案者に伝える。組織によっては経営者の承認が必要で、提案者と開発担当者が同席して経営者に開発の意図を説明する場合もある。

現場担当者と再度協議し、稼働開始時期について合意する。

③ 開発方法の選定、見積もり

開発の決定後、先に出した仕様に従い、開発方法・言語・機器等を選定し、工数を見積もる。それを踏まえて提案者と協議し、稼働開始時期を決定する。

④ 開発実施

開発にあたっては、できるだけ過去の成果物の流用を検討する。処理の一部だけではなく、ドキュメント・マニュアルの一部流用も可能であり、工期の短縮が期待できる。

開発に一定の区切りがついた段階で、提案者と協議し、方向性に意見の相違がないか確認する。

機能修正や仕様の一部変更がしばしばある。この時に一部機能が動く状態にしておき、実際に動くところを見せるほうが後々のトラブルを回避しやすい。

⑤ 稼働テスト・改修

一通りの仕様を満たす試作品が出来上がれば、提案者に見せ、ユーザを選抜し稼働テストを実施する。一部の限られたユーザを対象として動かすα版、全対象者を想定したβ版とし、新たに判明した不具合や意見を取り入れて修正する。

⑥ 提供開始・稼働開始

できるだけ業務に影響がでないよう、提供開始する時期の決定には細心の注意をはかる。提供開始後にはユーザの急激な増加などの要因が加わり、テスト時に想定しなかった不具合が見つかることがある。稼働開始後しばらくの間はこまめな修正・改訂が必要となる。

⑦ 改修

稼働からある程度経過して通常業務として落ち着いた頃には、意見・要望が集まっているはずである。それらを検討し、逐次反映するPDCAサイクルを回すことになる。

7.2 システム連携のツール

病院の情報システムの基幹には電子カルテが存在するが、電子カルテだけですべての業務を扱えるものではなく、各部門業務に最適化した部門システムの存在が不可欠である。さらに円滑かつ安全な業務遂行のために患者情報や診療情報の連携が必須である。ベンダーやデータベース・言語が異なるシステム同士を連携させるためには事前の取り決めが必要である。かつては共通フォーマットによる電文[*1] ファイル形式[*2] やアプリケーション毎に開発したソケット[*3] 通信[*4] が主流であった。

現在ではAPI[*5]（Application Programming Interface）と呼ばれる、いわゆるシステム間のデータ入出力

のための窓口を用意するのが一般的になりつつある。特に HTTP 通信形式[*6] を使用した WebAPI が主流である。HTTP は主にインターネット通信で使われる形式で、ほとんどすべての PC に標準対応しているため、汎用性は極めて高い。通信文法は REST と呼ばれるシンプルな形式が多く採用されており、これは「http://○○/××/api/v1/1234」のようにインターネット閲覧時の URL によく似た文法で記述する。この REST API は、医療情報標準化の国際規格である HL7-FHIR[*7] でも採用されている。

このように WebAPI は非常に使いやすいものであるが、ステートレス性（状態を保持せず、やりとりが 1 回ごとに完結する）が特徴であるため、ユーザごとのアクセス権制限という考え方とは相性が悪い。病院情報システムではユーザごとに情報の閲覧や更新の可否を制限する事が多いため、このままでは処理ごとに ID・パスワード入力が必要となり非常に不便である。セキュリティ担保と業務効率化を両立するためにはひと工夫が必要である。

練馬総合病院では DWH で診療情報を一元管理している。情報にアクセスするために ODBC ドライバを介して通信していたが、WebAPI は備えていなかった。しかし 2019 年頃に HL7-FHIR のテストをした際に必要となったため、PHP[*8] を中心としたオープンソースを使い、当院独自で REST 形式 API を開発した。当初は DWH からの情報取得のみで使用していたが、のちに内製アプリケーションにも API を装備していった。WebAPI は特に Web アプリケーションとの相性が良いため、現行の内製アプリケーションのほとんどで採用しており、WebAPI 導入前に作成したプログラムも折を見て順次換装している。

WebAPI 導入により、情報処理の方式が統一されプログラムの再利用が非常に簡便になるほ

---

* 1　電文：一定の形式に従って記述された、コンピュータ間で送受信されるひとまとまりのデータをいう。

* 2　電文ファイル形式：サービスリクエスタ、サービスアダプタ、およびサービス部品の間でやり取りされる電文の形式・フォーマットをいう。

* 2 - i　サービスリクエスタ：サポートを求める正式なリクエストをいう。社員や顧客、ベンダーなどが IT チームや人事チームなどのサービスチームにこれらのリクエストを送る。サービスチームはサポートの対象となる範囲内で、事前に定められたサービスを提供する。

* 2 - ii　サービスアダプタ：本サービスによる自動設定・リモート操作が可能なルータ機器をいう。

* 2 - iii　サービス部品：業務機能や Web サービスなど必ずしも実装の実体とは限らないビジネスプロセスの処理単位をいう。

* 3　ソケット：TCP/IP の通信プロトコルにおける出入り口の役割を担っている API をいう。

* 3 - i　TCP/IP：インターネットなどで標準的に用いられる通信プロトコル（通信手順）で、TCP（Transmission Control Protocol）と IP（Internet Protocol）を組み合わせたもの。また、TCP と IP を含む、インターネット標準のプロトコル群全体の総称。

* 4　ソケット通信：アプリケーション同士がデータを通信するためにソケットにデータを流し込む仕組み。サーバーとクライアントが特定のポートを通じて、双方向にリアルタイムで通信をする　主にプログラムの世界と TCP/IP 世界を結ぶ、特別な通信。

* 5　API（Application Programming Interface）：ソフトウェアから OS の機能を利用するための仕様またはインターフェースの総称で、アプリケーションの開発を容易にするためのソフトウェア資源のこと。

* 6　HTTP 通信形式：「HyperText Transfer Protocol（ハイパーテキスト トランスファー プロトコル）の略で、データ通信の際に通信内容を暗号化しない方式をいう。

* 7　HL7-FHIR：HL7 はコンピュータ間での医療文書情報のデータ連携を標準化するための国際規格で、V2（テキスト）、V3（XML）、CDA（V3 の進化版）、FHIR（Web 通信）の 4 種類がある。それぞれ、データ構造（フォーマット）のルールを定めている。FHIR のみ、Web 通信での連携を前提としている。

* 8　PHP（Hypertext Preprocessor）：広く使われているオープンソースの汎用スクリプト言語である。特に Web 開発に適しており、HTML に埋め込むことができる。

* 8 - i　HTML（Hyper Text Markup Language）：Web ページを制作するためのマークアップ言語である。
　　　マークアップ言語：Web ページ内のテキスト情報の構成（タイトル・段落など）や役割をコンピュータが構造的に理解できるようにする言語をいう。

か、開発中の動作テストも効率化できた。以前は動作テストのためにわざわざ小プログラムを作成することが多かったが、WebAPIならブラウザのアドレス欄に直接打ち込んで情報を取得できるようになり、開発業務の効率は飛躍的に改善した。

7.3　内製化で使用するその他のツール

ローコード・ノーコードのプログラムは専用ツールを必要とするが、それ以外のプログラミングは原則としてテキストで記載する。Windows標準のメモ帳でも最低限書くことは可能である。

以下に挙げるソフトウェアはすべてフリーウェアである（**表7.1**）。

・Visual Studio Code（VSC）（Microsoft）

統合開発環境で、PHP・JavaScript・Python・HTML・CSS・VBScript等、あらゆる言語に対応する。機能追加プラグイン[9]が豊富に存在し、自分好みの環境を整えられる。

当院ではPHPやJavaScript、Pythonを同時に構築することが多いため、一つのソフトで記述できるVSCは非常に便利である。

・TeraPad

シンプルなテキストエディタ。文言変更など簡単な修正なら、VSCを使うより手軽に実行できる。

文字数カウントやChatGPT問い合わせなどの拡張機能も豊富である。

・DoxyGen

主にPHPプログラムの仕様書作成で使用。PHP内のクラス・関数・変数等の解説を指定フォーマットに則ったコメントでプログラム中に書いておけば、解析して仕様書・オブジェクト指向[10]クラスの継承ツリー図等を自動作成する。

・A5：SQL Mk-2

データベースのSQL開発ツール。SQLの問い合わせ結果をExcelに出力したり、テーブル定義書作成・E-R図[11]作成などの機能がある。仕様書の作成やデータ保存のテストで利用する。

・DBBrowser for SQLite

SQLiteはフリーの組み込みデータベースで

---

*9　プラグイン：「拡張機能」のことで、WebブラウザやCMSなどに機能を追加し、使いやすくするためのプログラムをいう。

*9-i　CMD（Contents Management System：コンテンツ・マネジメント・システム）：Webサイトのコンテンツを構成するテキストや画像、デザイン・レイアウト情報（テンプレート）などを一元的に保存・管理するシステムをいう。

*10　オブジェクト指向：プログラミングに必要不可欠な要素を「ある役割を持ったモノ」ごとにクラス（プログラム全体の設計図）を分割し、モノとモノとの関係性を定義してシステムを作り上げるシステム構成の考え方をいう。

*10-i　オブジェクト：「物」「対象」という意味であり、プログラミングにおいてはデータと処理の集まりを意味する。

*11　E-R図（Entity Relationship Diagram）：データベース設計（データモデリング）の基本的な設計手法であり、データベースが必要なWebサイトやシステムの設計では必ずと言ってよいほど作成される。
「エンティティ」「アトリビュート」「リレーション」「カーディナリティ」と呼ばれるオブジェクトで構成されており、ER図を活用してデータ構造を俯瞰的に設計する。

*11-i　エンティティ（entity、実体）：識別名や所在情報によって指し示される、一意の対象物を意味する。

*11-ii　アトリビュート（attribute、属性）：個々のファイルやデータに関する固有の情報、特性をいう。レコードの場合の形式やレコード長、データ名、ボリューム識別番号、用途、作成日などが属性にあたる。

*11-iii　リレーション（relation、関係）：E-R図で出てくる「線」をいい、箱同士の関係性を表現する。データベース（リレーショナルデータベース）の「リレーション」は、テーブル（データを入れる箱）をいう。

*11-iv　カーディナリティ（cardinality、多重度）：ER図などによるデータモデリングやRDBMSのリレーションシップ機能では、項目の対応関係が一対一、一対多、多対多のいずれであるかを指してカーディナリティという。

あり、小規模な開発の際に利用する。テーブルやビューの編集、インデックスの作成、テーブル内データ表示等が可能な GUI[*12] ツールである。

・PostMan

WebAPI のテストに使用。URL とパラメータを入力し、HTTP 通信をしてデータの入出力を視覚化する。簡単な GET 通信[*13] ならブラウザの URL 欄に直接記載することもできるが、POST 通信[*14] をテストするにはテスト用フォームを作らなければならないので、その場合は

このようなツールが重宝する。

・(参考) Microsoft Office

フリーソフトではないが、院内外のプレゼン・発表用資料やマニュアルを作成する際に PowerPoint や Word を使用する。

日々、新しいソフトウェアが公開されており、それまで苦労していた不便さが一つのソフトウェア導入であっさりと解決することも少なくない。日頃よりインターネットや SNS 等で情報を集め、積極的に試行錯誤する姿勢が重要である。

表 7.1 内製化で利用可能なフリーウェア

ソフトウェア名	特徴と機能	用途	留意点
Visual Studio Code (VSC)	ソースコードエディタ、デバッガー機能、Git対応	ソフトウェア開発	プラグインにより機能が拡張されるが、不要なものは追加しない
TeraPad	軽量テキストエディタ、多彩な機能とカスタマイズ	テキスト編集	古いバージョンにはバグがある場合がある
DoxyGen	ソースコードからドキュメンテーションを生成	プログラムのドキュメンテーション作成	設定やコメントが正しくないと、期待するドキュメントが生成されない
A5 SQL Mk-2	SQLエディタ、DBの管理・操作	データベース管理、書き込み作成	サポートされているDB種類に注意
DBBrowser for SQLite	SQLite用のDB管理ツール	SQLiteデータベースの編集や閲覧	SQLite専用
PostMan	APIの開発とテストツール	APIの開発、テスト、ドキュメント作成	大量のリクエスト配信中はサーバー負荷に注意
(参考) Microsoft Office	ワードプロセッサ、スプレッドシート、プレゼンテーションソフトなど	文書作成、計算、プレゼンテーション	フリーウェアではない、ライセンスの確認が必要

*12 GUI (Graphical User Interface):コンピュータへ出す命令や指示等を、ユーザが画面上で視覚的に捉えて行動を指定できるもの。それまで主流であった命令文を入力して実行する方式 (CUI:Character User Interface) に比べ、直感的に操作できるのが特長である。

*13 GET 通信:HTTP 通信で Web ブラウザ等のクライアントから Web サーバーへと送られる、HTTP リクエストの一種である。基本的に、Web サーバーから情報を取り出す (GET) ために使用される。HTTP リクエストは、リクエスト行、ヘッダ、メッセージ ボディの3つの部分で構成される。

*14 POST 通信:HTTP の通信方式の1つである。主に HTTP で作成されたフォームから入力したデータを、サーバーに送信する方法をいう。入力した情報を body 要素に記述してリクエストする。前述の GET 送信はデータを送信する際に制限があるが、POST 送信の場合は制限がない。

*14-i body 要素:HTML 文書の内容を表す要素であり、文書の内容となるテキストや画像、リストなどはすべてこの要素の子要素として記述する。

VIII 内製化ソフトウェアの評価（運用状況、現場および開発者）

8.1 内製化ソフトウェア一覧

主な内製化ソフトウェアの一覧を表 8.1 に示す。その中の一部の事例を次節以降に提示する。

表 8.1 内製化ソフトウェア一覧

No	開発年月	システム名	機能概要	使用言語	利用職種	備考
1	2010年3月	輸血管理システム	輸血指示（準備血含む）から、型別割血、交差試験、製剤割当、持出、実施、副作用登録までの一連の業務フローに沿って行うためのQR照合システムと組み合わせて使用する。汎用製剤管理機能も含む。	FileMaker	医師、検査科、看護師	当院が企画しISPと共同開発したQR照合システムの初の実用として、従来のFileMaker伝票を大幅に改訂
2	2011年8月	健診見太郎	健診システムの自動判定アルゴリズム抽出、データコピー等。	Access	企画	健診システムの自動判定の手順がわかりづらかったため、DBから抽出してExcel形式に再編し出力する。そのほかカルテ用のデータのコピー機能も備え、煩雑な健診システム管理を簡略化した。
3	2011年8月	ME機器管理台帳	ME機器の管理台帳。点検スケジュールの策定や点検記録管理の他、汎用照合システムと組み合わせて使用することで、使用履歴の管理も行う。	FileMaker	ME	ME機器の管理台帳がなかったため、MEと共同で考案。後日、QR照合システムと組み合わせて貸出管理を追加した。
4	2012年5月	病理細胞診・組織診断管理	病理検査の指示と、結果の入力を行う。当所が出た時点でカルテに連動したファイリングシステムに指示を出し保存する。結果が入力されると報告書として上書きされる。	FileMaker	検査科、医師	病理指示および結果入力用に作成。「同一データをユーザ区分毎で出力する」考え方はその後システム開発の基本となる。
5	2013年10月	ドクターどこやねん	現在、診察待ち表示機に表示されている医師名と診察室を表示する。	VBScript	医事課	外来診察待ち表示で医師が退室処理を忘れるため、医事課が補助する目的で作成。診察待ち表示機のデータを抽出し簡易表示する。
6	2014年5月	写撮（しゃとる）	タブレットやスマートフォンで、患者IDを入力して画像を撮影することで、カルテに連動したファイリングシステムに画像を保存する。	PHP+JavaScript	全職種	看護師の「タブレットで撮った写真をファイリングしたい」を受けた、HTML5を使用し初の業務用内製Webアプリケーション。患者情報の取得でDWH連携の要素も取り入れており、以降の内製アプリの原型となる。
7	2014年12月	空床情報	病床の空き状況を、病棟、病床種別ごとに表示する。現段階での状況に加え、入院予定、退院予定を考慮して2日後までの使用可能病床数も併せて表示する。	PHP+JavaScript	全職種	空床情報はExcel、FileMakerで作成していたが、WebアプリとしてDWHデータを自動取り込みしリアルタイムに出力するよう発展させた。最初のDWHデータの本格利用となり、日誌シリーズの土台となっていく。
8	2015年2月	病棟日誌	看護部用病棟日誌作成ツール。新入院、在院患者数、入退院患者数等はカルテから自動計算して表示する。予め登録した患者も手術施行も印字されるので、その他の管理上の必要な日誌を入力。予め書きした日誌を作成する。日誌が完成する。	PHP+JavaScript	病棟看護師	手書きの病棟日誌を、DWHから集めたデータと不足分の入力機能を追加してPDF形式で作成する。空床情報よりDBは複雑化したが、基本構造はコピーして使えるため開発効率は格段に上がった。
9	2015年5月	夜間宿直日誌	夜間宿直日誌作成ツール。予め救急データベースに登録済みの担当者情報、救急外来での受診者登録情報を収集する。これにより、夜間宿直者が手書きで日誌を作成する必要はなくなった。	PHP+JavaScript	夜間受付	夜間宿直日誌のデータを利用し、以後の日誌シリーズはすべてこの方式で開発する。
10	2015年8月	手術室日誌	看護部手術室日誌作成ツール。手術室から手術データを取得し、予定・実施・緊急区分、診療科、病棟別に集計する。病棟日誌同様に、勤務実績情報を登録、印字する。	PHP+JavaScript	手術室看護師	手術室日誌が定着したため、同機能で手術室用の日誌を作成。
11	2015年10月	外来日誌	看護部外来日誌作成ツール。診療科別の患者数の他、救急搬送数、内視鏡、心臓カテーテル検査件数、当日入院患者リストなども自動で取得する。他の日誌同様に、勤務者の登録、印字ができる。	PHP+JavaScript	外来看護師	病棟・手術室に続き外来日誌も作成。患者数の割り出しに苦心したが、医事データを活用して解決した。
12	2015年12月	看護管理日誌	各病棟の情報を統合した、看護部長用の看護管理日誌作成ツール。日々の外来患者数、入院患者数とその区分、勤務帯ごとの職員数、重症患者、手術件数などを収集した患者の一覧を印字する。	PHP+JavaScript	看護部長	病棟・手術室・外来の各日誌のデータを集計し、看護部長の日誌を作成。

No	年月	名称	機能概要	言語	部署	成果
13	2015年12月	診療日報	各日誌情報、救急DBを集約し、外来、入院の診療日報、月報、年報を作成する。データはcsv形式で出力することもでき、各種調査に必要な患者数などすべて、このシステムでまかなえる。	PHP+JavaScript	事務部	各日誌のデータを集計し、診療日報を作成。企画情報推進室で患者数の提案で患者数のグラフを追加。一緒にPDF化した。
14	2017年6月	採血予定表	入院患者の検査指示の日毎一覧表を作成、印刷する。カルテに主病名や採血管種別、検査項目などがわかりやすく、指示医、指示日時など、この機能を使用している。	PHP+JavaScript	検査科	入院患者の採血業務の効率化を検査科の要望で開発。指示情報のDWHからの抽出は初めてである。その後「信あり」へと発展する。
15	2017年9月	医師別実績集計	医事データを使い、医師毎の日々の外来患者数・月の売上金額を集計する。	PHP+JavaScript	質保証室	従来患者数の集計はExcelの複雑な数式で算出していたが、可能な限り簡略化しWebアプリとして再編した。
16	2017年9月	食事コメントチェック	食事オーダのフリーコメント欄にコメントが入力されている食事指示を抽出する。医事会計時の算定の判断材料の1つとする。	PHP+JavaScript	医事課	医事課で食事の算定を効率化するために開発。
17	2017年12月	NCD入太郎	NCDにアップロード方式で登録するためのデータを作成するツール。手術オーダ、病名基本情報 DPC 病名近似情報、手術直近の検体検査結果などを自動取り込みする。入力担当者は、NCD登録用のデータを追加する情報を追加するだけで、NCD登録ができる。		質保証室、医師事務作業補助	NCD*2 は入力項目が多く、症例コードの管理が煩雑であったため過去データを含めたDBとして作成。DWHやFileMakerから必要な情報を収集し、FileMakerおよびCSVファイルの出力機能を備えた。当初、質保証室が担当したが、現在は医師事務作業補助に業務を移譲している。
18	2018年4月	救急統合データベース	救急搬送依頼の受付、応需状況および診察状況を管理する。(8.3章参照)	Access	質保証室	当初 FileMaker で作成したが救急搬送依頼が救急搬送データをそれぞれ独立して入力管理しなくてはならなかったため、Webアプリとして改善。「救急搬送」「受付」「救急搬送」と使用部署毎に画面を作成した。
19	2018年5月	看護部管理日誌・夜勤	各種看護日誌の情報を統合した。管理師長用の看護管理日誌作成、勤務帯毎の患者数、重症患者情報、入退院患者リスト、日当直患者数など、必要に応じて、管理者が自由に記載できる備考欄も用意した。	PHP+JavaScript	看護部	管理師長の日報作成のため、各種日誌を集めて再編しPDFファイルとして作成した。
20	2018年6月	カルテ馬鹿一代	指定した患者の、指定日のカルテ記載を抽出し、表示する。	PHP+JavaScript	業務では実用化せず	選択した患者のカルテ記載をWebに表示する。アクセス権を考慮せずさすがに閲覧できるため公開しなかった。その後の修正でAPI機能に対応した。
21	2018年8月	誰でも電話	患者や家族にかけた電話の不通状況を収集し、一覧で表示する。患者家族か、該当患者のカルテに一定のルールで付箋を貼付すると、その情報を収集し、病院の患者家族に電話、折り返し電話があった際に、誰が電話をかけたのか探すのに苦労していた。	PHP+JavaScript	事務部	2018年事務部主体 MQI チームの要請で作成。チームが実施した基本構想を具現化し、入力を極力簡便にし、通常業務として定着。MQI活動の成果とできた。
22	2018年10月	信あり	指定患者の検査指示や放射線指示の進捗状況をタブレットで表示する。カルテ端末がすぐに使えない状況でも状況を把握できるため、患者さんの案内に活用できる。	PHP+JavaScript	全職種	MQI活動として発案。必要十分な情報量を抽出。DWH蓄積データの利用の事例として。
23	2019年1月	CTMRオーダカウンター	一定期間内の患者毎のCT・MRI検査毎の回数を集計する。	PHP+JavaScript	放射線科	CT・MRIの指示の頻回の指示が問題となり、今回は指示種毎の切り口である。放射線科からも派生。
24	2019年3月	NCDウロ次郎	NCD入太郎同様の、泌尿器科登録症例用のツール。泌尿器科領域に必要な項目。マススを有する。	Access	質保証室、医師事務作業補助	泌尿器科用のNCD入力補助として、NCD入太郎から派生。
25	2019年3月	汎用照合システム	QRコードにより、輸血や機器器具の照合を判定する。	PHP+JavaScript	全職種	PDAの使用を前提に 2010年に開発したQR照合システムをWebアプリに移植。機器の制約を外して利用を簡便化し、新規の活用方法とした。
26	2019年5月	QRリーダー	Webアプリから呼び出してタブレットやスマホでQRコードを読み取り、結果のテキストを呼び出し元に返す。	PHP+JavaScript	全職種	QRシステム移植に付随して開発。タブレット・スマホのカメラの利用の、機器の一本化でモバイル活用用の幅を広げた。
27	2019年6月	FHIR API	Webからの HTTP リクエストに基づき、独自解釈した HL7 FHIR 形式で基本情報を返すAPI。	PHP+JavaScript	実用化せず	DWHの情報を HL7FHIR 形式で出力試験したが、FHIRの仕様が不確定なため実用に至らず。いずれ来る標準化の際に習得した WebAPI 技術はあらゆるアプリで実装して稼働することとなる。
28	2019年7月	API	各アプリから条件を HTTP でリクエストし、合致する DWH 情報を JSON 形式で返す REST 形式の API。	PHP+JavaScript	全職種	REST形式の WebAPI を独自開発。DWHの各種データの抽出に成功。利用者のDB操作が不要で、情報取得を標準化した。
29	2019年7月	研修医カルテ記載履歴	研修医のカルテ記載を抽出する。麻酔科や主治医の指示、入院患者の主治医などように、独自の指示や記載が時々なる待時に有効なツール。	PHP+JavaScript	医師	指導医の負担軽減の目的でカルテ記載を API 経由で取得、表示する。
30	2019年9月	政宗（造影CT検査前・検査後チェックツール）	造影検査前に確認が必要な検査値や書類を1画面に集約して表示する。(8.7.3章参照)	PHP+JavaScript	放射線科	信ありの発展形で、DWHの情報に加え先行開発型 CORGIE 経由でファイリング情報の集約にも成功。2019年MQI活動の成果である。

No	年月	名称	内容	言語	部署	備考
31	2019年12月	CORGIE（ファイリング情報拡張検索システム）	多様な検索条件でファイリング情報を抽出し、さらにファイルへのリンクをWeb APIで提供する。	PHP+JavaScript	質保証室、医療情報管理室	ファイリングシステムのDBにアクセスし、任意の案件で検索する。API経由で情報を提供するエンジンと、検索用フォームの2部構成であり、エンジンのみでも稼働が可能である。
32	2019年12月	ロコモ太郎	運動器ドック（ロコモ治療）に関与する内科、整形外科、リハビリ科、健診センターの各職種が必要な事項を記録する。その入力状況を管理し、結果帳票を出力するとともに、カルテと連動したファイリングシステムにデータを送信する。	PHP+JavaScript	医師、リハビリ科ほか	ロコモ治療は複数の職種が関与するため、QQDBの経験をもとに同一なる立場毎に画面設計。
33	2020年8月	手術患者輸血関連情報閲覧システム	手術予定患者に必要な情報、書が揃っているかを判断するために、該当患者の輸血情報や感染症業等の情報を一覧表示する。	PHP+JavaScript+Python	検査科	DWHの感染症情報とCORGIEのファイリング情報、さらに手術システムからWebスクレイピングで取得した情報を集約して一画面に表示。当院の業務用初のPython開発である。
34	2021年9月	DACHS（議事録管理システム）	各種委員会・院内会議の議事録を作成する。作成、承認、締め切りの管理と督促を行う。（8.4章参照）	PHP+JavaScript	全職種	FileMakerの議事録システムが複雑化して管理が困難だったため、作成者・承認者双方の立場で使いやすく改訂した。フロー設計・デザインと内部設計・プログラミングを分業した。
35	2022年2月	機器管理台帳	企画情報推進室が管理するPC等の機器など、購入、修理、移動の履歴の他、IPアドレス、OS、CPU、RAMなどの必要な情報を網羅し、それらの案件で検索もできる。配置図を登録しているため、配置から機器を特定することもできる。	PHP+JavaScript	企画	Excelで作成した台帳が使いにくいため、情報を再編集しDB化した。配置図を自動作成する機能を新設した。
36	2022年3月	PP（購入・請求管理システム）	購入申請の電子化および見積書等の書類の電子保存、インターネットから調べた購入サイトの情報などをそのままコピーペーストするために、あえて、クラウド化してインターネット側に作成した。電帳法にも対応している。	PHP+JavaScript	企画、施設課、経理	経理の要請で、購入コードを電子化して進捗管理。また見積書や請求書の電子保存にも対応した。企画・施設課に限定して稼働している。
37	2022年6月	週数計算機	出産予定日・最終月経日から現在の週日数を計算する。	Python	産婦人科	Pythonでソースコードを実行ファイル（exe）として配布。利用者が必要ライブラリをインストールせず利用可能。
38	2022年11月	練馬のかずひこ君（全自動身長体重計・血圧計）患者情報表示ツール	患者自身がIDバーコードを読み込み、自動身長体重計に乗ることで、電子カルテに計測値を自動送信する。バーコードを読み込んだ際は、DWHから該当患者情報を取得して、患者の氏名を名タブレットに表示することで、患者間違いを防止している。（8.5章参照）	Python	外来	RaspberryPiを基にPythonでコーディング、GUIフォームを採用。患者が直接利用するため操作は極力簡単にした。
39	2022年12月	患者相談日誌	外来での患者相談に関して記録し、日報や年報を作成する。相談内容には機微なものも含むため、使用可能な職員の権限を厳格に管理している。	PHP+JavaScript	外来	患者相談業務の記録用に作成。
40	2023年3月	InCircleメッセージ送信プログラム	相手ID・メッセージを送信する。InCircle（スマホ用チャット）に連携するグループ共有カレンダー。（8.7.1章参照）	Python	全職種	主に深夜のバッチ処理でメッセージを自動通知するためのプログラム。議事録の提出・督促通知や、空床情報の朝一自動通知する、電子カルテメールの受信サマリをリアルタイムに通知する。汎用プログラムのため、Webアプリを問わずメッセージを発信可能。
41	2023年8月	スケジューラー	InCircleのAPIを介して「Web API」を利用している。日付指定と日時指定ができ、予足また指定時間前にInCircleに自動通知する。	PHP+JavaScript	医師他	共有カレンダーとして設計したが、InCircleとの連携を望む声が高く、InCircleの外部オプション的なプログラムとして再設計した。

＊ 1　Webアプリケーション：Webの仕組みのみを利用したアプリケーションのこと。

＊ 2　NCD: National Clinical Database の略。専門医制度を支える手術症例データベースとして外科系臨床系学会が連携して設立。その後、一部内科系学会も参加。

＊ 3　Webスクレイピング：Webサイト画面から必要な情報を抽出して分析や加工する技術のこと。他のWebアプリケーション機能が共有されているものを利用するために「Web API」を利用することもある

8.2 汎用照合システム

名称：汎用照合システム

機能：

　様々な照合業務に活用できる汎用照合システムである。多くの情報を記録できる QR コードを用いることにより、サーバと連動することなく、様々な業務に適用できる。業務プロセスの中の行為（単位業務）をマスタに登録し、各行為（単位業務）における照合項目、手順（判断基準）をマスタで管理するだけでなく、操作者の権限等も判定する。運用を変更しても、マスタの修正で柔軟に対応可能である。

開発契機：

　輸血は、特に危険度の高い業務であり、事故が発生した場合には、極めて深刻な状況になる。しかも、指示から実施までの工程が多く、各工程で多くの項目を照合しなくてはならない。安全確保の最重要業務の一つであることから、照合システムの導入を検討していた。しかし、既成のシステムには、自院の運用に適した製品はなく、仮にベンダーに構築を依頼した場合、運用変更の都度、システム改修を依頼する必要がある。そこで、行為、項目、手順を自由に設定できる汎用照合システムを開発した。

　本システムに関しては、当初から内製したのではない。最初はベンダーに受注して運用していたが、OS のバージョン更新に合わせたシステム改修が必要になったタイミングで内製に切り替えた。

開発方法：

　汎用照合システムの構想を練り、システムベンダー A 社に相談したところ、「そんなシステムを作るのは不可能だ。"照合" というものをわかっているのか。我々に Access を作れと言っているようなものだ。」とけんもほろろに断られた。そこで、当院の手術システムを担当していただいていたシステム計画研究所（ISP）に相談し、快諾いただいたため、共同で仕様を検討し、プログラム作成を委託した。

　ISP に作成していただいたシステムは、端末機種 OS に依存し、WindowsCE でのみの動作保証であった。したがって、WindowsCE の携帯端末の入手が困難になった時期に、内製化することにした。

　内製化にあたっては、携帯端末の OS に依存等の制限を極力なくすよう、PHP+Javascript で動作する Web アプリケーションとして開発した。

　当初の想定では、本アプリケーションはタブレットから起動し、Bluetooth 接続バーコードリーダとペアで利用する運用としていた。しかし、テスト段階でスマートフォン利用の有効性が高いことが予想されたため、端末のカメラで QR コード・バーコードを読み込み照合に利用するプログラムを急遽追加した。バーコードリーダ使用時に比べ速度・精度は若干低下するものの、モバイル端末単体で利用可能としたことで運用の幅を大きく拡げた。

概要：

　照合が必要な業務に汎用的に活用するため、マスタとして、下記を設定する。

① 共通マスタ

　①-1 職種マスタ：照合時の権限付与のために管理

　　　例）医師、看護師、検査技師、医師事務作業補助、等

　①-2 共通項目マスタ：すべての業務で共通して使う項目

　　　例）QR 種別、患者 ID、患者氏名、血液型、職員 ID、職員氏名、診療科コード、病室番号、等

　①-3 業務マスタ：このシステムにより照合を行う業務

　　　例）輸血業務、ME 機器管理、物品貸出管理、等

② 業務固有マスタ

　照合する業務（一連の作務）ごとに規定するマスタである。具体的にイメージしやすくするため、輸血に関する業務（一連の作業）に適用した場合を例に記載する（図 8.1）。

②-1 種別マスタ：該当の作業のみに使用する固有のコマンド等
　　例）検体採取、交差試験実施、製剤持ち出し、医師による実施前確認、輸血実施前確認、実施中副作用記録、輸血終了確認

②-2 固有項目マスタ：この作業に特有の照合項目
　　例）製剤名、製剤 Lot 番号、有効期限、製剤単位数、など

②-3 照合結果表示マスタ：照合結果の説明、評価の表示
　　例）患者 ID 不一致、権限がありません、など

②-4 工程マスタ：照合する際の照合項目、照合順、照合手順、判断基準、権限チェック等

　輸血業務を例に、一連の作業に分解して図示する（図 8.1）。一連の作業に分解した中の、「輸血実施前確認」作業をさらに単位作業まで分解して図示する（図 8.2）。その単位作業も、「輸血伝票と血液製剤の照合」、「輸血予定の該当患者であることを確認」、「患者の状態（バイタルサイン）把握」に分解され、「輸血予定の該当患者であることを確認」は、「患者氏名、ID（リストバンド）と輸血伝票（QR コード）を照合」と「患者氏名、ID（リストバンド）と血液製剤ラベル（QR コード）を照合」に分解される。また、各照合には上記のごとく、複数の項目をそれぞれ照合する必要がある。目視では極めて煩雑あり、不完全になりがちである（図 8.3）。

　業務により粒度の違いはあるが、単位作業まで詳細に分析しないと安全、確実に遂行できない。したがって、分析するときには、業務工程（フロー）図を詳細に記述する必要がある。

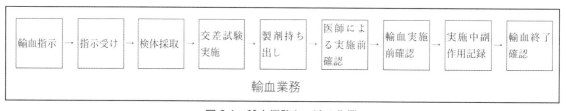

図 8.1　輸血業務と一連の作業

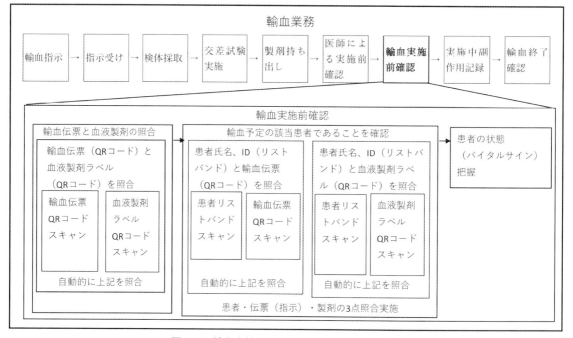

図 8.2　輸血実施前確認作業を単位作業に分解

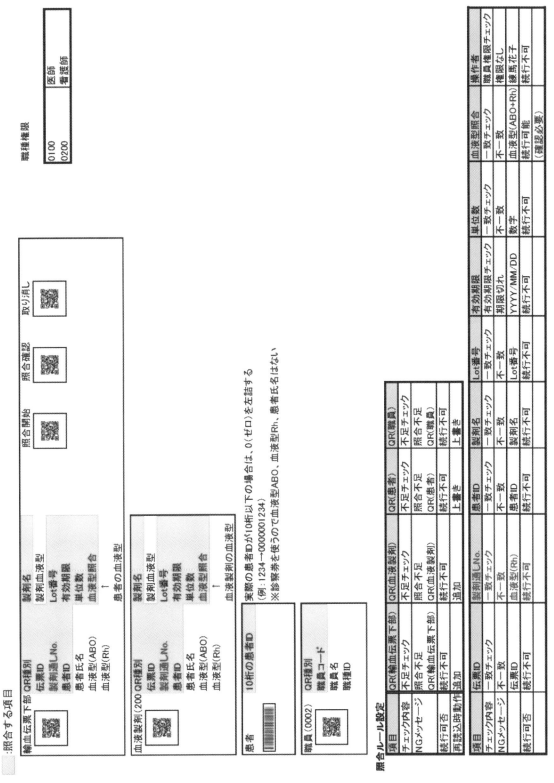

図 8.3　各 QR コードの内容と輸血実施前チェックの照合手順

意義：

輸血に関わる業務においては、各業務の工程で、患者 ID のほか、血液型、不規則性抗体の有無、血液製剤種別、Lot 番号、有効期限、単位数など多くの項目を、複数の職員で読み合わせて照合していた。このような読み合わせは、時間もかかる上に、人の注意力だけが頼りだった。汎用システムを輸血に適用することにより、各場面での照合作業は 1 名で、短時間に、かつ確実に行うことができるようになり、安全性を確保しながら、輸血業務の大幅な省力化が実現できた。

業務フローを変更する際には、システムのマスタ設定を変えることで柔軟に対応できる。さらに、マスタ設定により他の業務にも応用できるため、医療機器の貸し出し管理や、研修会の受付で職員 QR を読み込み、出席データを管理するなど、幅広く活用している。

利用者にわかりやすいように、読み込むべき QR コードはバーコードの種類を上段の「必要種別」に示している。また、照合するために必要な項目と照合の内容、判断基準も画面上に明示する（図 8.4）。

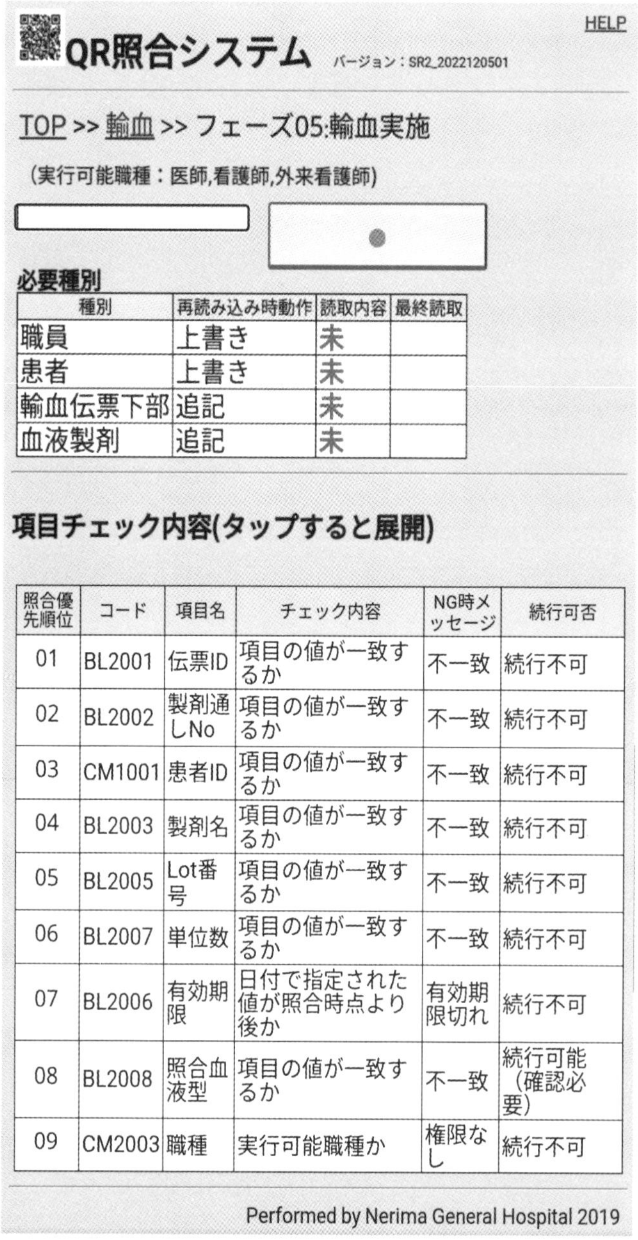

種別	再読み込み時動作	読取内容	最終読取
職員	上書き	未	
患者	上書き	未	
輸血伝票下部	追記	未	
血液製剤	追記	未	

照合優先順位	コード	項目名	チェック内容	NG時メッセージ	続行可否
01	BL2001	伝票ID	項目の値が一致するか	不一致	続行不可
02	BL2002	製剤通しNo	項目の値が一致するか	不一致	続行不可
03	CM1001	患者ID	項目の値が一致するか	不一致	続行不可
04	BL2003	製剤名	項目の値が一致するか	不一致	続行不可
05	BL2005	Lot番号	項目の値が一致するか	不一致	続行不可
06	BL2007	単位数	項目の値が一致するか	不一致	続行不可
07	BL2006	有効期限	日付で指定された値が照合時点より後か	有効期限切れ	続行不可
08	BL2008	照合血液型	項目の値が一致するか	不一致	続行可能（確認必要）
09	CM2003	職種	実行可能職種か	権限なし	続行不可

図 8.4　QR 照合システム画面

<成功時>　　　　　　　　　<失敗時>　　　　　　<照合不一致でも継続する場合>

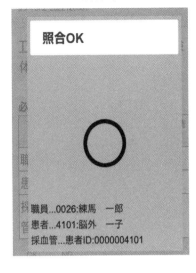 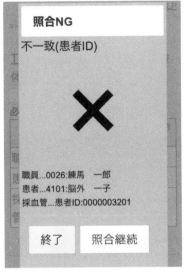 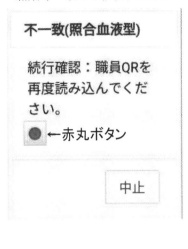

図8.5　照合成功時・失敗時の画面表示例

　照合対象項目すべてが一致する画面に「照合OK」と表示する（図8.5左）。

　失敗時は、どの項目で不一致となったか、エラー理由を画面上に示す（図8.5中）。

　業務によっては、照合内容不一致でも指定職種の確認があれば実施可能とする場合がある（図8.5右）。

　例えば、製剤持出時に血液型が一致しない場合は照合NGとなるが、超緊急時に異型輸血を行うことがあるため続行確認で医師が承認すれば実行可能となる。

　赤丸ボタンをクリックすると端末のカメラが起動し、QRコードの場合は太線枠内、1次元バーコードは点線枠内にコードをおさめると内容を読み取り、照合の対象とする（図8.6）。

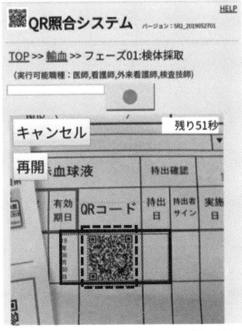

図8.6　端末カメラによるQRコード読み取り

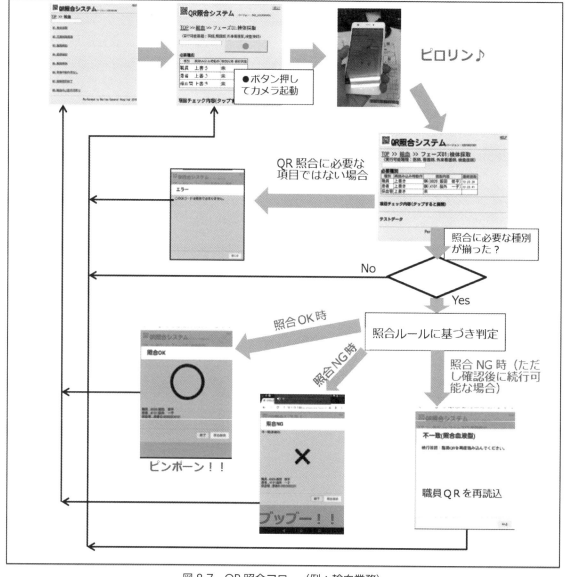

図 8.7　QR 照合フロー（例：輸血業務）

8.3　救急統合データベース

名称：

　救急統合データベース

機能：

　救急外来の受付・診察情報および救急車搬送情報を統合管理する。

開発契機：

　救急関連のデータは、救急外来看護師が診療情報を、医事課や地域連携室が受付情報をそれぞれ

独立して FileMaker で作成したデータベース（以下、DB）に記録していたが、二重入力やデータの不整合などの問題があった。データ整合性チェックのため、Excel に抽出した後、非常に複雑な数式を多用していた（**表 8.2**）。また、手作業でフィルタして不要な行を削除する等の煩雑な作業が多く、データ完成までかなりの工数を要していた。これらを解決するため、救急に関連するデータを一元管理し、各部署の入力作業の簡便化や統計データ集計の工数削減などを目的とした統合 DB を開発した。

開発方法：

　PHP、JavaScript、SQLite などの公開技術を使用し、ブラウザ上で動作する Web アプリケーションとして開発した。SQLite を基幹 DB とし、PHP で DB アクセス部分を構築、ブラウザ上の動作は JavaScript で記述する。当初は FileMaker での作成を試みたが、データ連携・各種処理が複雑化し、維持管理の困難性を考慮して断念した。

概要：

　本 DB は救急基本情報と診察・受付・搬送それぞれの情報を組み合わせて格納している。［共通項目のテーブル］［各業務用の派生項目テーブル］を組み合わせたビューを複数用意して、業務内容によって取捨選択して表示することにより、同一の基本情報を見ながら、看護師は診察（**表** 8.3）、医事課は受付（**表** 8.4）などログインした人によって最適な画面表示が可能である。二重入力を防ぐため、共通して使用する項目は極力基本情報テーブル内に設置し、それぞれの職種に特化した項目はそれぞれのテーブルに配置している。

　救急データは院内で利用するだけでなく医師会に毎月提出しているが、以前は Excel で管理していたため重複や不整合、必須項目の不足、時間帯別計算などに多大な工数を要していた。その対策として本データベースにはエラーチェック機能を搭載し、入力漏れ等を素早く抽出して追記できるようにした（**表** 8.5）。

意義：

　救急搬送データの集計作業の効率が格段に向上し、医師会への提出作業は非常に簡便化しただけでなく、データの精度も向上した。また入力用とは別に参照専用の画面を設けることで、データ不整合の心配なく複数部署で同時に閲覧できるようにし、救急搬送の迅速な対応を可能にした。

　その後、オーダ閲覧システム「信長」と組み合わせて救急患者のオーダ進捗を素早く把握したり、救急外来から入院する際に病棟に上がるまでの時間を把握する、夜間休日に実施したレントゲンを整形外科医師が読影する、医師の手当計算用データを作成する等、様々な機能を追加した。

　表示項目は救急外来の要望を取り入れ、かつ視認性向上のため必要十分な数に留めた。

　応需・非応需を一目で見分けるため色分けし、応需率向上のための問題発見に寄与した。

40

表 8.2　Excel で集計していた当時の帳票

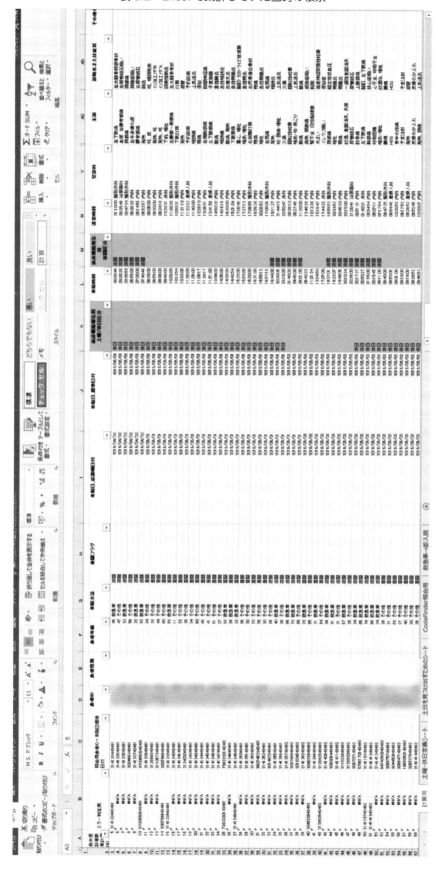

表 8.3　救急診察情報一覧

TOPへ戻る

← 前日へ　　翌日へ →　　新規登録　　日付指定 2023/05/06

レポート作成　外来救急日誌（日直用）作成　外来救急日誌（当直用）作成　外来救急日誌（全日用）作成

救急診察情報一覧　5月6日（土）

対象：19件　　 を押したときのみ患者IDがコピーされます。

No	状態	来院時刻	退室時刻	転帰	病棟	ID	氏名	年齢	性別	主訴	診断名	診療科	来院方法	受診場所	昼夜	画像持参	紹介状	オーダ	報告事例
1	入力完了	8:04	10:14	帰宅				34	女	嘔気、嘔吐	心窩部痛	内科	救急車	救急外来	夜			オーダ	
2	入力完了	6:57	10:33	帰宅				83	男	胃痛	胆石発作	内科	その他	救急外来	夜			オーダ	
3	入力完了	6:05	7:37	帰宅				25	男	救急・酩酊	急性アルコール中毒	内科	救急車	救急外来	夜			オーダ	
4	入力完了	5:24	5:24	入院	3F			37	女	妊娠36週6日、破水感	妊娠36週6日、前期破水	産婦人科	その他	その他	夜			オーダ	
5	入力完了	0:57	2:23	帰宅				24	男	発熱、関節痛	感冒	内科	救急車	救急外来	夜			オーダ	
6	入力完了	0:09	2:14	帰宅				45	女	腹痛	胃腸炎	内科	救急車	救急外来	夜			オーダ	
7	入力完了	21:17	23:23	帰宅				90	男	便秘、悪苦しさ	便秘	内科	救急車	救急外来	夜			オーダ	
8	入力中	19:50	:	診察終わり				86	男	転倒後の爆頭頭部痛		整形外科	救急車	救急外来	夜			オーダ	
9	入力完了	19:22	19:45	帰宅				7	男	熱傷	Ⅱ度熱傷	皮膚科	その他	救急外来	夜			オーダ	
10	入力完了	18:57	21:08	帰宅				28	女	嘔気、嘔吐	嘔吐、過換気	内科	救急車	救急外来	夜			オーダ	
11	入力完了	17:38	18:07	帰宅				42	男	咽頭痛	咽頭	泌尿器科	救急車	救急外来	夜		有	オーダ	
12	入力完了	17:07	19:27	入院	200			89	女	発熱、意識レベル低下	尿路感染症/o.肝障害、意識障害	内科	救急車	救急外来	昼			オーダ	
13	入力完了	15:11	17:28	入院	4F			96	女	転倒、右大腿骨頸部骨折	右大腿骨頸部骨折	整形外科	救急車	救急外来	昼		有	オーダ	
14	入力完了	12:28	15:38	帰宅				55	男	腰痛	椎間板ヘルニア	整形外科	救急車	救急外来	昼			オーダ	
15	入力完了	12:04	13:58	帰宅				25	男	慢性胃痛	不定愁訴	内科	その他	救急外来	昼			オーダ	
16	入力完了	11:38	12:26	帰宅				67	男	右腰部痛	肋間神経痛疑い	内科	その他	救急外来	昼			オーダ	
17	入力完了	11:29	13:50	入院	200			87	女	鈍痛部痛	鈍痛性膵炎	内科	その他	救急外来	昼		有	オーダ	
18	入力完了	11:10	12:46	帰宅				49	女	左膝関節痛	右膝蓋骨骨折	整形外科	その他	救急外来	昼			オーダ	
19	入力完了	9:57	10:40	帰宅				60	男	腹痛、腰痛	感染性腸胃炎	泌尿器科	その他	救急外来	昼			オーダ	

表 8.4　救急相談・受付情報一覧

救急相談・受付情報一覧　5月6日（土）

対象：24件 全て表示　　日付指定 2023/05/06

入力状況	受入可否	受診場所	患者ID	氏名	性別	年齢	昼夜	来院方法	受付時刻	来院時刻	紹介方法	紹介元	救急科	診療科	関合科/医師/回答	主訴	電話対応者
1 入力完了	○	救急外来			女	34	夜	救急車	7:53	8:04		救命		内科		嘔気、嘔吐	
2 未入力	○	救急外来			男	83	-	その他	:	6:57				内科		胸痛	
3 入力完了	○	救急外来			男	25	夜	その他	5:47	6:05		高円寺		内科		発症・転倒	
4 未入力	○	その他			女	37	-	その他	5:24	5:24			屋地入科			妊娠36週6日、破水感	
5 入力完了	×				男	47	夜	救急車	2:23			新都線一	外科 :受			血便	
6 入力完了	○	救急外来			男	24	夜	救急車	0:42	0:57		平和台		内科		発熱、腹部痛	
7 入力完了	○	救急外来			男	45	夜	救急車	23:50	0:09		赤塚		内科		腹痛	
8 入力完了	×	救急外来			女	84	夜	救急車	22:42	-		地野川	内科 :谷			意識障害・嘔吐	
9 入力完了	○	救急外来			男	90	夜	救急車	20:53	21:17		新都線一		内科		便秘、拳司じご	
10 未入力	○	救急外来			男	86	-	その他	:	19:50				内科		転倒後の頭部打撲	
11 入力完了	○	救急外来			男	7	-	その他	:	19:22			歯科系			嘔気、嘔吐	
12 入力完了	○	救急外来			女	28	夜	救急車	18:46	18:57		虎の門	外科			過換気、嘔吐	
13 入力完了	○	救急外来			男	42	夜	救急車	17:20	17:38		東名	泌尿器科	内科		所用	
14 入力完了	○	救急外来			女	89	昼	救急車	16:40	17:07		大泉学園	内科 :受			発熱、意識レベル低下	
15 入力完了	○	救急外来			男	57	昼	救急車	16:18	-		平和台	整形外科				
16 未入力	×	救急外来			女	60	昼	その他	14:59	-		平和台	整形外科			腹に外傷モロイン絞み、腰で立ち悩み	
17 入力完了	○	救急外来			女	96	昼	救急車	14:51	15:11		石神井公園	整形外科			転倒 右大腿部骨折	
18 入力完了	○	救急外来			男	55	昼	救急車	12:16	12:28		木都線一	整形外科			腰痛	
19 未入力	○	救急外来			男	25	-	その他	12:04					内科		便性胃痛	
20 未入力	○	救急外来			男	67	-	その他	:	11:38				内科		便秘腹部痛	
21 未入力	○	救急外来			女	87	-	その他	:	11:29				内科		誤飲性腸炎	
22 入力完了	×	救急外来			女	89	昼	救急車	11:25	-		野万葉二	整形外科			外出転倒、立てない、座れない、腰痛、体動困難	
23 入力完了	○	救急外来			女	49	-	その他	:	11:10			泌尿器科			左腰腹部痛	
24 未入力	○	救急外来			男	60	-	その他	:	9:57			泌尿器科			腹痛、嘔吐	

表8.5　エラーチェック画面

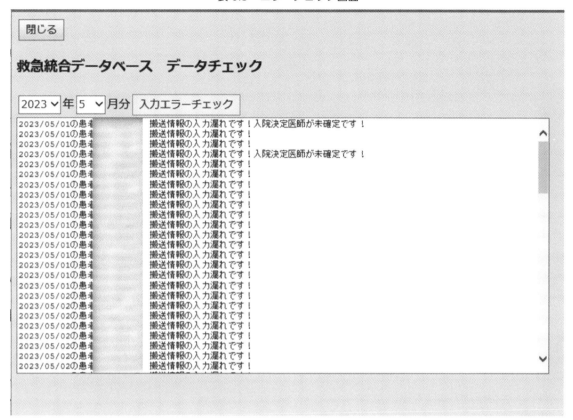

8.4　議事録管理システム　〜Webアプリケーションを利用した事例〜

名称：

DACHS（Digital minutes creation Assist and CHeck System）議事録管理システム

機能：

主に各種委員会の議事録作成を支援し、業務フローに基づいて、承認、議事録のファイリング保存、一定日数経過後に作成や未承認案件抽出と督促、委員会出席手当計算に必要なデータ集計などを行う。

開発契機：

委員会等の会議の議事録は、議事録作成担当者がFileMakerで作成したシステムに入力し、承認者（委員長等）・最終承認者（院長・看護部長）による承認を経てファイリング保存していた。しかし、同システムは当院のFileMaker導入の初

期に作成されたもので、その後おびただしい仕様変更・追加をしたため管理が極めて困難になり、度々発生する障害の原因追及や復旧が困難な状況になっていた。そこで議事録作成・承認の業務フローを見直して、できるだけ簡略化し、システムを再構築することで業務効率の改善を図った。

また、これに伴い、作成や承認の遅延に対する督促補助機能を追加し、すべての職員が簡単・迅速に議事録を閲覧できることを目指した。

開発方法：

PHP、JavaScript、SQLiteなどのオープン技術でWebアプリケーションとして開発。

本プログラムは「業務フロー・外部デザイン」と「内部設計・コーディング」を分業制とした。まず運用担当者が業務フローを洗い出し、フロー図を作成する。それを受け取ったプログラム担当者はシステム化を前提としてフローを再構築し、データ構造の案とあわせて運用担当者に再提案する。それを繰り返して協議した後、最適化したフ

ロー・構造をもとにプログラムを作成した。

本稼働前にテスト版（**表8.6**、**表8.7**）を運用して、意見を聴取する。必要であれば、修正して本稼働する。

今回は運用担当者がHTMLの知識を持っていたため、外部デザインも担当した。HTML・CSSで作成した大まかなレイアウトを受け取り、プログラム担当者はPHP・JavaScriptで再構成してWebアプリケーションとして仕上げる。必ずしも毎回使える手法ではないが、これまではプログラム担当者がデザインも担当していたため、プログラム担当者の工数を大幅に削減できた。

概要：

議事録の作成時は、委員会名を選択すると、予めマスタに登録してある所属委員が出席者として自動的に入力され、欠席者がいる場合はそこから手動で選択・登録する。開催日時・議題・本文等の必須項目を入力して提出すると、ステータスは「作成中」から「提出済」となり、承認待ちの状態になる。

議事録承認者がログインすると、自身が承認するべき議題をリスト表示し、それぞれ承認や差し戻しを実行する。承認時にはステータスは「一次承認済」「最終承認済」に変更し、最終承認が完了した段階でファイリング保存される。

承認済でないステータスのまま一定期間経過すると、督促の対象としてアイコンを表示する。これに基づき管理者は督促処理を実施する。例えば、「ステータスが提出済であり、提出日から7日間経過」したものは一次承認待ちであり、一次承認者に早急に承認・差し戻しするよう督促する。

他には委員会マスタ管理、委員会名簿の自動作成、委員会出席手当支給のための計算の根拠となるデータ集計など主に事務方のための機能も存在する。

意義：

プログラムの再構築により、修正や不具合対応などのメンテナンス性はFileMaker版より格段に向上した。利用者視点では、作成者や承認者などログインする者に最適化した画面を使い分けることで利便性は格段に高まった。さらに、従来手計算で集計していた委員会出席手当集計業務も、Excel出力機能を設けることで容易になった。承認が非常に遅い承認者に対する督促は、督促判定の自動化などで迅速になり、承認に要する日数を短縮した。総じて議事録管理業務は飛躍的に効率化した。

2023年から当院ではiPhoneおよびビジネスチャットを本格導入し、提出や督促を自動でiPhoneで通知する機能を実装した。これにより、担当者は容易に状況を把握できる。さらに、音声認識を導入し、議事録の自動記録を近い将来実現させたい。

表 8.6　DACHS 議事録管理システム

DACHS 議事録管理システム -Degital minutes creation Assist and CheckSystem-　バージョン：X2021071401

検索条件

| 開催日 | 2021/04/27 ～ 2021/07/27 |

会議名の一部

議題の一部

承認待ち　●全て表示　○承認待ちのみ表示

検索実行　条件クリア

新規作成

承認済議事録はこちらから

対象：5件　Page: 1 ∨ / 1　(15件づつ表示)

	状態	開催日	会議名	参加人数(職員)	議題	報告者	一次承認者	最終承認者	最終更新日時
1　編集 承認 閲覧	提出済	2021年7月20日(火)	MQI推進委員会	15	1. 2. 3. 4. 5.				2021-07-20 15:09:47
2　編集 承認 閲覧	最終承認済	2021年6月28日(月)	MQI推進委員会	13	1. 第2回チーム別相談会実施のお知らせと希望日確認 2. 報文集の在庫が枯渇 3. [看護部] チーム別相談会				2021-07-16 10:47:26
3　編集 承認 閲覧	最終承認済	2021年7月5日(月)	MQI推進委員会	14	1. 看護部第2回相談会の日程について 2. 発表用スライドのチェックリストを元に推進委員はスライド作成を進めのさせてください。 3. 放射線科チームよりスライドについて相談				2021-07-16 10:33:00
4　編集 承認	承認済	2021年7月1日(木)	パス委員会	13	1. 2. 3.				2021-07-14 16:54:55

表 8.7　議事録作成画面

DACHS 議事録管理システム -Digital minutes creation Assist and CHroS System-　バージョン：2123920101　変更履歴

※使用期間中に入力したデータは本稼働開始時に全て削除します。本プログラムへのご意見・ご要望は資料提出先に○R○SCメールでお寄せください。

TOP >> 連事録作成

議事録（閲覧画面）

現在のステータス：　**提出済**

| 作成日 | 2023-05-01 |
| 届出日 | 2023-05-01 |

会議名	リハビリ運営会議		
開催日時	2023-05-01　15:00〜15:30		
出席者			
議題	1. 2. 3. 4. 5.		
記録者	neko		
次回開催日	2023-05-08　16:00〜16:30		

議題1.
<記議1.の内容・協議内容・決定事項を記載する>

議題2.
<記議2.の内容・協議内容・決定事項を記載する>

議題3.

議題4.
<記議4.の内容・協議内容・決定事項を記載する>

議題5.
<記議5.の内容・協議内容・決定事項を記載する>

次回の検討事項 ※未定の場合は、未定と書くこと
検討事項1.
検討事項2.

	一次承認日
一次承認者	
最終承認者	最終承認日
最終承認者コメント	

履歴		
日時	登付者	ステータス
2023-05-01 18:07		仮返送
2023-05-01 15:01		提出済

表 8.8　出席者データ出力画面

出席者データ出力

条件を入力して検索実行後、Excel出力ボタンをクリックしてください。

検索条件	
開催日	2023/04/01 〜 2023/04/30
検索実行　条件クリア	

[エクセル形式で出力]

集計（委員会単位）　集計（職員単位）

会議名	MQI推進委員会		
代表者			
期間内開催回数	2		
期間内最終開催日	2023/04/17		
期間内総支給額			¥
職員	出席回数	出席率	支給額
	2	100.0%	¥
	2	100.0%	¥
	1	50.0%	¥
	2	100.0%	¥
	2	100.0%	¥
	2	100.0%	¥
	2	100.0%	¥
	2	100.0%	¥
	2	100.0%	¥
	2	100.0%	¥
	2	100.0%	¥
	2	100.0%	¥
	2	100.0%	¥
	2	100.0%	¥
	2	100.0%	¥

作成者	▓▓	作成日	2023年5月1日(月)	提出日	2023年5月1日(月)
一次承認日	2023年5月8日(月)	一次承認者	▓▓▓▓		
最終承認日	2023年5月8日(月)	最終承認者	▓▓▓▓		
会議名	リハビリ運営会議				
開催日時	2023年5月1日(月) 15:00〜15:30	開催場所	第2会議室(BF)		
出席者	▓▓▓▓▓▓▓▓	欠席者			
職員以外の 出欠席情報	▓▓▓▓				
議題	1. 2. 3. 4. 5.				
宿題一覧	neko				
次回開催日時	2023年5月8日(月) 16:00〜16:30	次回開催場所	講堂(BF)		

SAMPLE

議事詳細

議題1.
＜議題1.の報告・協議内容・決定事項等を記載する＞

議題2.
＜議題2.の報告・協議内容・決定事項等を記載する＞

議題3.
＜議題3.の報告・協議内容・決定事項等を記載する＞

議題4.
＜議題4.の報告・協議内容・決定事項等を記載する＞

議題5.
＜議題5.の報告・協議内容・決定事項等を記載する＞

次回の検討事項　※未定の場合は、未定と書くこと
検討事項1.
検討事項2.

Created by DACHS ver.2023050101

図 8.8　議事録出力サンプル

8.5　全自動身長体重計・血圧計患者情報表示ツール

名称：

　全自動身長体重計・血圧計患者情報表示ツール

機能：

　患者が自身の ID のバーコードを読み込んで、全自動身長体重計で身長、体重を計測すると、計測結果を電子カルテに自動送信する。ID の読み込みが正しいことを確認できるように、ディスプレイに氏名・生年月日等を表示して、確認を促す。

開発契機：

　内科、循環器内科や産婦人科では、診療日当日の身長・体重計測が必要であることが多く、メモ用紙等に記録した計測結果を、医師または看護師が電子カルテに入力していた。電子カルテには身長、体重の専用登録欄があり、そこに登録すると推移が一覧で表示できるが、カルテ記事の中に記録すると、経時変化を一覧できない。また、登録時の誤入力や、身長と体重を逆に登録することもあった。そこで、患者自身が計測した結果をそのままカルテに自動反映する仕組みが望まれていた。

　これを実現するため、データ通信機能のある自動身長体重計を探し、エーアンドディー社の全自動身長体重計および通信アダプタを選定した。通信アダプタに患者 ID を登録してから身長体重計に乗ると、自動的に測定し、結果をカルテサーバに送信し、電子カルテに反映する。しかし、通信アダプタに登録した ID は表示が小さく、患者自身が確認する事が困難であるので、視認しやすいディスプレイで患者自身が操作できる仕組みを設計した。

　通信アダプタにバーコードリーダで直接 ID を読み込ませるのではなく、バーコードを読み込むと、データウェアハウス（以下、DWH）から患者情報を取得して、大きな文字で氏名、生年月日をディスプレイに表示する。内容に間違いがないことを患者自身が確認し、OK ボタンを押すことで、ID を通信アダプタに送信する。これらの仕組みにより一連の測定操作を患者自身で完結できるようにした。

開発方法：

　ハードウェアは RaspberryPi4 Model B を使用し、ソフトウェアは Python で作成した。

　RaspberryPi は教育用のシングルボードコンピュータで、手のひらサイズの基盤にコンピュータとして必要な部品がすべて配置されており、安価で利用者が多い。今回の目的では高い処理能力は必要ないが、シリアルケーブル等を有線接続しなければならず、タブレット以上ノート PC 未満の機器として RaspberryPi を選択した。

　表示は患者が視認・操作しやすいことを最優先し、10.1 インチのタッチパネルモニタ付きの RaspberryPi ケースを使用した。他に USB 接続式のバーコードリーダ、WiFi 中継器、USB-シリアル変換ケーブルで構成した。

　DWH とのやりとりやメッセージ表示・ボタン等の操作部分は RaspberryPi の事実上の標準プログラミング言語である Python で作成した。

概要：

　患者 ID を記載したバーコード（診察券、受診票など）をバーコードリーダに読み込ませると、DWH に接続し、患者氏名・生年月日・年齢を表示し、本人に間違いないかどうかの、「はい・いいえ」の確認ボタンを表示する。「はい」を選択すると、計測を促すメッセージを表示し、通信アダプタに患者 ID を送信する。「いいえ」を選択するか、もしくは 30 秒間無操作が続いた場合は、初期画面のバーコード待機状態に戻る。

　これまでの内製化はすべて職員が操作する前提であったが、患者が直接触れる内製化は当院初であり、極力簡便な操作性とした。

　本システムはエーアンドディー社の血圧計でもそのまま使用可能であり、2023 年 9 月より稼働開始した。

意義：

　測定から登録までの流れ（作業）を患者自身がすべて実施でき、操作の介助や結果登録で職員の

手を必要とせず、外来業務を効率化した。また、手入力による登録間違いも防止でき、所定の入力欄に登録することで、推移を確認しやすくした。

登録したデータを所定の場所に格納することにより、DWH を介して二次利用できることの意義も大きい。

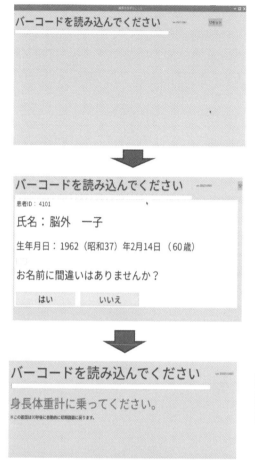

図 8.9　画面遷移

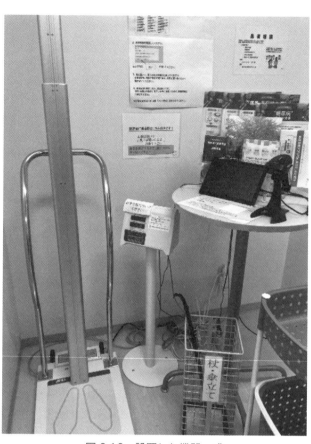

図 8.10　設置した機器一式

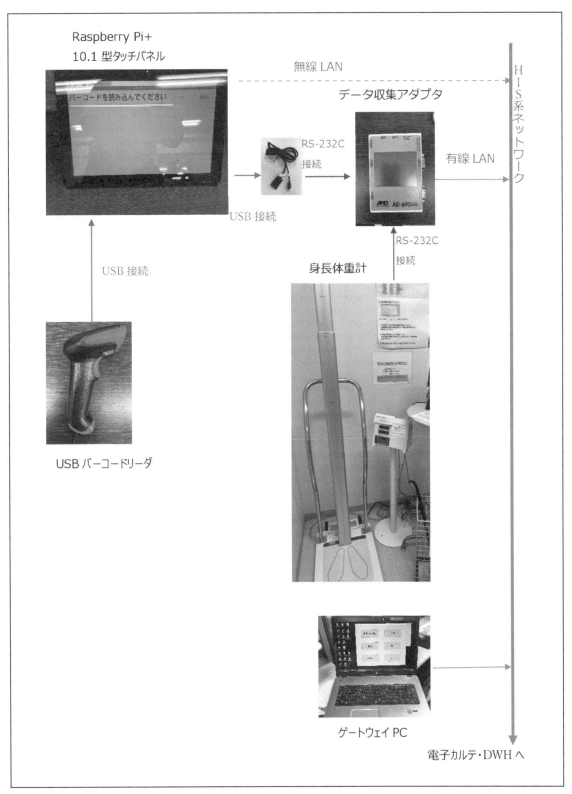

図 8.11　機器構成図

8.6 診療所診療報酬請求資料自動作成
～RPA を利用した事例～

名称：診療所診療報酬請求資料自動作成

機能：当院診療所の患者毎・月毎の請求資料を作成、保存する。

開発契機：

　当院では、2023 年に RPA を導入、稼働開始した。

　導入にあたり、複数の製品を検討した。それぞれ特色はあったが、「簡単に使えるが細かい操作は指定できない」ものと、「比較的難解だが詳細な操作が可能」のどちらかであった。前者はローコード寄り、後者はプログラミング言語寄りの発想と言える。検討の結果、「扱いは少し難しいが、機能が豊富な」UiPath を採用した。

　初の RPA 適用事例として選択したのが、分院である診療所の請求実績資料の自動作成である。請求情報は医事システム内に保存してあるが、電子カルテ・医事システムどちらにもこちらの意図する形式で出力する機能がない。その代替として作成した。

開発方法：

　プログラミングの知識に乏しい者でも自動処理業務フローを構築できるのが RPA の最大の強みである。具体的な構築方法はいくつかあるが、最も簡単な手法は PC 上の操作を自動記録して業務フロー化するものである。条件分岐のあまり無い、非定型の要素が少ない業務であれば、実用に耐えうる業務フローを作成できる。

　しかし、今回は、急ぎの事情のため、コードを直接記述する方法を取った。運用を現場の業務担当者と確認し、情報担当部署が開発した。

概要：

　本事例は、DB に直接アクセスして取得したデータを患者単位に集計・整形して印刷可能な PDF を作成するものである。具体的な処理は以下である。

1) 医事システムの DB に参照モードでアクセスし、前月請求が発生した患者の一覧を抽出する。
2) 1）で抽出した患者一人の請求データを 1 日単位に集計する。
3) エクセルで作成したテンプレートファイルを開き、2）のデータをセルに挿入し、所定のフォルダに PDF 形式で出力する。
4) 1）で抽出した患者すべてに対し 2）～ 4）の処理を繰り返し実行する。

　作成後のテスト結果は良好で、月次作業として稼働している。

意義：

　当院初の RPA 稼働事例である。2023 年 8 月現在の当院の稼働ロボットはこの 1 事例のみであるが、定型業務であるので、円滑に運用している。

　本事例の経験を参考に、今後は、現場担当者と協働で作成する予定である。また、現場担当者が業務フローを作成して必要な点のみシステム部門が最小限の修正追記を加える手法が理想である。

　本ロボット稼働後、UiPath ユーザ会で知った他院事例を参考に、作業終了時に iPhone に通知する処理を追加した。開発者にとって、ユーザ会等のコミュニティは非常に重要かつ有意義である。

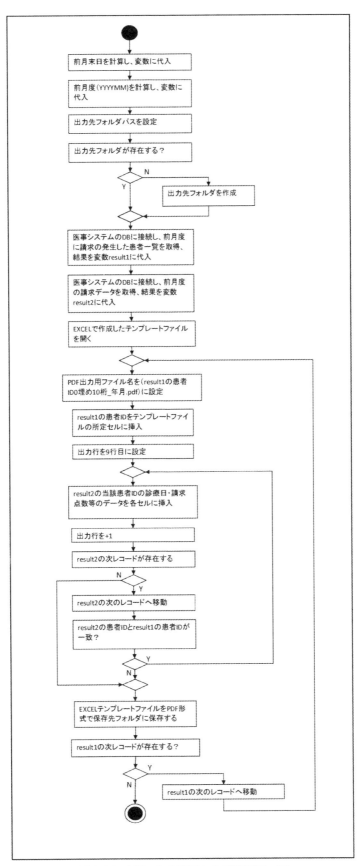

図 8.12　UiPath を利用した業務フロー図

54

8.7 APIを利用した事例

　API（特に WebAPI）はシステム間連携において有用であり、システム導入時の選定においても、API の有無が重要な要素である。前述の通り（7.2 システム連携のツール）、当院では WebAPI を利用している。WebAPI はその特性上、Web アプリケーションとの親和性が極めて高い。情報処理方式を統一し、プログラムの再利用が容易になり、

また開発中の動作テストも簡便になった。以前は動作テストのためにわざわざ小プログラムを作成することが多かったが、WebAPI ならブラウザのアドレス欄に直接打ち込んで情報を取得できるため、プログラム開発効率は飛躍的に改善した。

　問い合わせへの応答は、通常は JSON 形式で出力するが、テスト時には視認性を高めるため XML 形式を選択する。安全性を考慮しパスワードは不可逆暗号化[*4] して出力する。

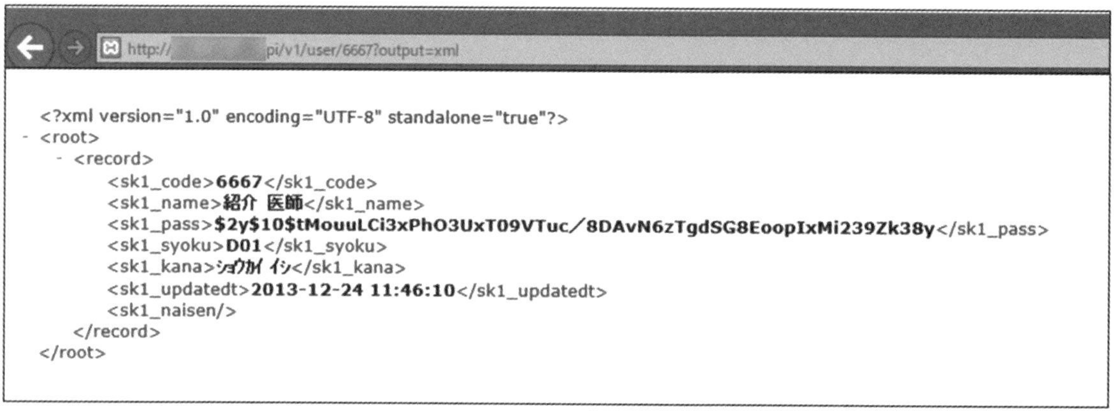

図 8.13　当院で開発した WebAPI の出力例

8.7.1　事例①ビジネスチャットシステムのメッセージ送信プログラム

名称：
　ビジネスチャットシステムのメッセージ送信プログラム

機能：
　ビジネスチャットシステム「InCircle」の API を介した各種情報の取得およびメッセージの投稿

開発契機：
　iPhone 用のビジネスチャットツール「InCircle」を 2023 年より導入した。InCircle を選定した大きな理由は、オンプレミスであることと API を標準装備し、他システムとの連係動作が容易であったことである。
　当院の既存システムとの連携を簡便にするため

に、最低限の引数を渡してメッセージ送信を実行するプログラムを独自開発した。主に夜間バッチ処理による自動メッセージ送信に利用している。

開発方法：
　開発言語は Python を使用した。Python では多様なライブラリが公開されているが、使用するライブラリがインストールされていない PC では動作しない。そこで本プログラムは実行プログラムとライブラリを内包する exe 形式で出力し、Python 本体やライブラリをインストールしていない PC でも動作するようにした。

概要：
　コマンドライン上で動作し、職員の内線番号とメッセージ本文を引数に加えて実行すると、メッセージが送信される。Windows のコマンドを実行可能なプラットフォームすべてにおいて動作可

＊4　不可逆暗号化：複号できないように暗号化すること。

能なため、当院で内製した Web アプリケーションや FileMaker から利用可能である。

　具体的な利用例は、以下の既存のシステムとの連携である。

① 委員会議事録の提出や督促
② 病棟の空床情報の自動通知
③ カレンダーに登録した予定の通知
④ 電子カルテ内メールの受信を通知　等

　シンプルなプログラムを使うことで、既存システムに容易に機能追加でき、iPhone の利活用が拡大した。

意義：

　ビジネスチャット導入前に、他院の事例として API と内製システムの連携が紹介されていたが、内製システムの多い当院でも十分に活用可能である。今後は内製だけでなく、費用面で解決できれば、ベンダー製システムでも連携活用を推進できる。

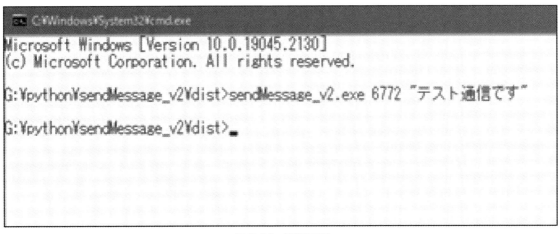

図 8.14　実行画面

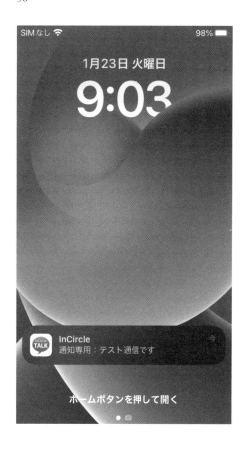
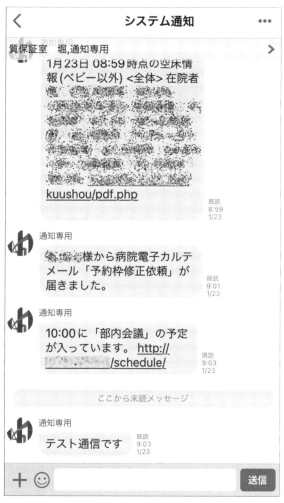

図 8.15　受信画面

8.7.2　事例②　ファイリング情報拡張検索システム

名称：
　ファイリング情報拡張検索システム「C.O.R.G.I.E.」

機能：
　マックスシステム社のファイリングシステム「DARTS」の格納データベースに直接接続し、多様な条件で検索した結果を指定形式のデータとして出力する。

開発契機：
　当院ではファイリングシステムを導入し、各種書類の電子保存およびペーパーレス化を進めている。以前はGEヘルスケア・ジャパン社の「Centricity CDS」を利用していたが、2017年からはその後継ソフトであるマックスシステム社（当時）の「DARTS」を利用している。

　これらのファイリングソフトは電子カルテから連動で起動でき、ファイリング書類を簡単に閲覧できる。使いやすいが、患者名からの検索であり、書類名を指定しての患者をまたいだ串刺し検索は（管理者用画面を除けば）不可能である。

　ファイリング書類を、詳細な条件で検索し、他システムでの活用を可能とするために、書類種別・作成日・診療科など様々な条件で検索できるシステムを開発した。

開発方法：
　PHP、JavaScript、SQLiteなどのオープン技術でWebアプリケーションとして開発した。

マックスシステム社と協議して DARTS の内部 DB の一部を参照可能としていただき、ODBC 接続で SQL を発行して検索するシステムを当院で開発した。

概要：

本システムの中核は、REST（REpresentational State Transfer）形式の API（Application Programming Interface）である。API はソフトウェアの機能の一部を他システムと共有できるようにする仕組みで、Web 閲覧で使用する HTTP 通信を流用して、問い合わせや結果取得をする REST 形式が現在の主流である。利用者は任意の条件で問い合わせ（図 8.16）を発行し、それを受けて DARTS のデータベースに接続し、プログラムで処理しやすい JSON 形式や、内容が一目でわかる XML 形式で返答する一連のシステムを「CORGIE-CORE」と命名した。

当院の内製アプリで API を本格導入した初の試みである。本システムの API は汎用的であり、ほとんどのシステムで対応可能である。API 開発にあたっては、かつて HL7-FHIR の対応テストをするために RESTfulAPI を作成した経験が役立った。

API の導入により他システムとの連携が容易となり、「ある書類のファイリングの有無のみを判定する」「DARTS の Web フォームを経由せず、目的の書類を指定して開く」などの機能を使用できる。ファイリング書類は pdf 形式で保存しているため、書類によっては内部テキストの抽出も可能である。

API はブラウザの URL 欄に入力して結果を表示することも可能である。他システムからの呼び出しではこれで十分だが、そのままでは使い勝手が悪い。単体起動可能なインターフェースとして

の検索フォーム機能（CORGIE-FORM）も同時に開発した。ブラウザ上で各種条件を指定し、ファイリングを素早く検索するフォームである。

ID/パスワードでログインした利用者は、検索条件を保存できる。検索結果は xlsx 形式で出力可能で、書類に直接リンクし xlsx のリストから開くことも可能である。

本システムは簡便であるが、ファイリング情報が丸見えになり、セキュリティ上の懸念があるため、医療情報管理室など限られた利用者のみに公開している。

意義：

以下の業務で活用している。

1）　NCD（National Clinical Database）の症例登録時に参照する各種記録の一括検索。
2）　検査前の患者で、同意書や検査結果等が揃っているかの確認。
3）　検査前チェックリストで、特定の文字を含んでいる書類の検索。
4）　入院時に必要な書類を作成している（ファイリングしている）ことの確認。
5）　一定期間内の死産証書を抽出し、死産症例の抽出。
6）　病理レポートでがん（carcinoma）と診断された症例の抽出。

本システムで本格的に導入した API は他システムとの連携が容易であり、また動作テストも容易であることから、以後の他システムの開発にも積極的に取り入れ、開発スピードが格段に向上した。

また、以前に作成したシステムも、随時、API を活用して、改修・拡張している。

本プログラムは REST 形式の WebAPI を有し、問い合わせおよび結果送信はすべて API 経由で実行する。API への問い合わせは、以下の URI(URL)文を GET メソッドで送信する。

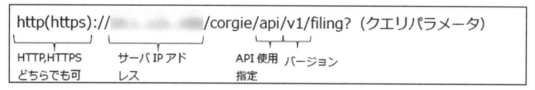

> http(https)://　　　　　/corgie/api/v1/filing?（クエリパラメータ）
>
> HTTP,HTTPS　　サーバ IP アド　　API 使用　バージョン
> どちらでも可　　レス　　　　　　指定

- 本 API は DARTS からの情報取得のみを行うため、使用メソッドは GET のみとする。
- パラメータの記載順に制限はない。同一種類のパラメータが複数記述された場合は、最後の記述のみを有効とみなす。
- 複数条件記述時は AND 条件（全ての条件を満たす）で検索する。
- 患者 ID・書類コード・書類名称の一部は「,」で区切った文字列で OR 条件となる。

パラメータで使用可能な項目一覧

基本条件（処理の軽減のため、2 つ以上の条件指定を必須とする）

患者 ID	patientid	数値
書類コード	code	ファイリング時に指定される、書類固有のコード。
書類名称の一部	docname	ファイリング時の名称を対象とし、後から書類マスタで書類名称を変更した名称は反映されない。
対象期間自	from	YYYYMMDD の 8 桁数字表記。厳密には YYYY/MM/DD 00:00:00 で計算する
対象期間至	to	YYYYMMDD の 8 桁数字表記。厳密には YYYY/MM/DD 23:59:59 で計算する。

オプション（未指定時は既定を適用する）

出力形式の指定	output	json・・・JSON 文字列形式（既定） xml・・・XML 形式 array・・・連想配列形式※テスト用
削除分を対象に含めるか	delete	0・・・削除分を対象に含めない（既定） 1・・・削除分を対象に含む
同一文書の過去版を対象に含めるか	history	0・・・最新版のみ対象とし、過去の版を対象に含めない（既定） 1・・・全ての版を対象とする。
内部テキストの解析結果を含めるか	text	0・・・内部テキストデータを解析しない（既定） 1・・・内部テキストデータを格納した配列を戻り値に含める。 2・・・内部テキストデータを連結した文字列を戻り値に含める。

図 8.16　API 問い合わせ仕様（マニュアルより抜粋）

図 8.17 の例では、患者 ID4101・書類名の一部に「問診票」を含み、2022/1/1 〜 12/31 付で出力された書類を検索している。結果リスト右端のリンクをクリックすると、書類本体が閲覧できる。

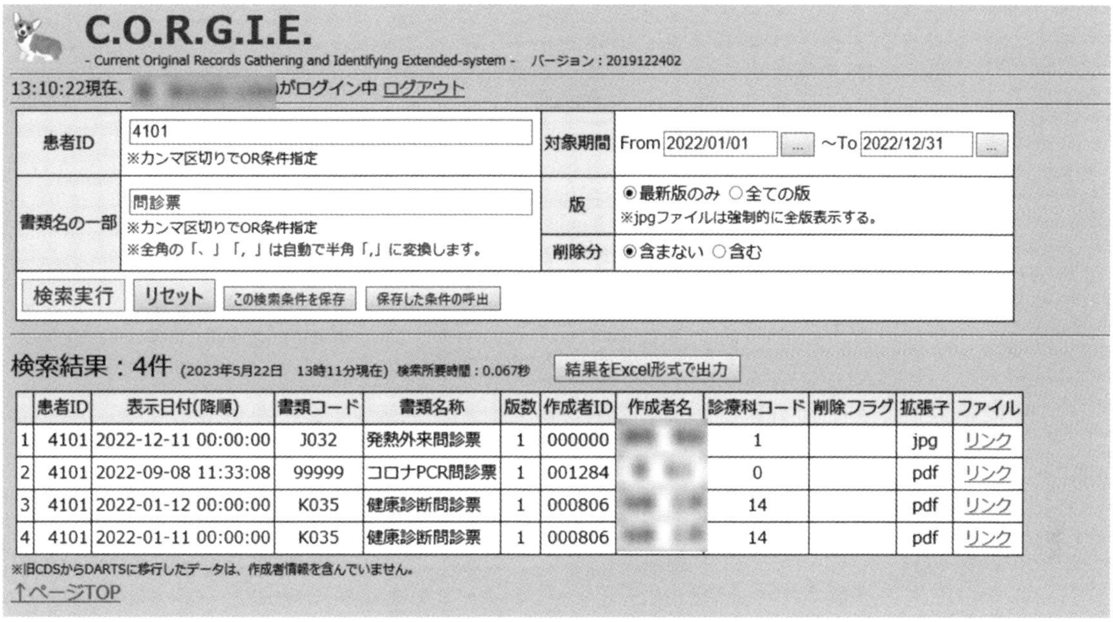

図 8.17　CORGIE-FORM 画面例

結果の受取形式は JSON、XML、連想配列のいずれかを選択可能である（図 8.18、8.19）。未選択時はあらゆる環境で解析可能な JSON となる。

[{"\u60a3\u8005ID":"3201","\u8868\u793a\u65e5\u4ed8":"2022-10-17 18:25:00","\u66f8\u985e\u30b3\u30fc\u985e\u540d\u79f0":"\u9ebb\u9154\u8a18\u9332","\u7248\u6570":"1","\u30bf\u304d\u793aNo":"0","\u30bf\u30a4\u30b0": 10-17 19:38:02.1219203","\u4f5c\u6210\u8005ID":"000000","\u4f5c\u6210\u8005\u540d":"\u7df4\u99ac\u30
\u30b3\u30fc\u30c9":"0","\u524a\u9664\u30d5\u30e9\u30b0":"0","\u30d5\u30a1\u30a4\u30eb\u683c\u7d0d\u8ad6\u7406\u30d1\u30b9":"000\\000
\\0000003201\\20221017\\F002\\84e4542077dc4f6b832a6382bb8977e6\\0000003201F002000000020221017182500.pdf","\u62e1\u5f35
\u5b50":"pdf","cdsname":"0000003201F002000000020221017182500.pdf","text":""},{"\u60a3\u8005ID":"3201","\u8868\u793a\u65e5\u4ed8":"2021-
09-22 17:49:18","\u66f8\u985e\u30b3\u30fc\u30c9":"F041","\u66f8\u985e\u540d\u79f0":"\u624b\u8853\u30fb\u9ebb\u9154\u3092\u53d7\u3051\u3089
\u308c\u308b\u65b9\u3078","\u7248\u6570":"1","\u8868\u793aNo":"0","\u30bf\u30a4\u30e0\u30b9\u30bf\u30f3\u30d7":"2021-09-22
17:47:57.6474862","\u4f5c\u6210\u8005ID":"000225","\u4f5c\u6210\u8005\u540d":"\u5c0f\u8c37\u91ce\u3000\u572d\u5b50","\u8a3a\u7642\u79d1
\u30b3\u30fc\u30c9":"0","\u524a\u9664\u30d5\u30e9\u30b0":"0","\u30d5\u30a1\u30a4\u30eb\u683c\u7d0d\u8ad6\u7406\u30d1\u30b9":"000\\000
\\0000003201\\20210922\\F041\\5931e78d355f4c798ea4db25c6eed659\\0000003201F041000002252021092174918.pdf","\u62e1\u5f35
\u5b50":"pdf","cdsname":"0000003201F041000002252021092174918.pdf","text":""},{"\u60a3\u8005ID":"3201","\u8868\u793a\u65e5\u4ed8":"2011-
05-13 18:50:00","\u66f8\u985e\u30b3\u30fc\u30c9":"F002","\u66f8\u985e\u540d\u79f0":"\u9ebb\u9154\u8a18\u9332","\u7248\u6570":"1","\u8868
\u793aNo":"0","\u30bf\u30a4\u30e0\u30b9\u30bf\u30f3\u30d7":"2011-05-13 19:03:54.0000000","\u4f5c\u6210\u8005ID":"","\u4f5c\u6210\u8005
\u540d":"","\u8a3a\u7642\u79d1\u30b3\u30fc\u30c9":"1","\u524a\u9664\u30d5\u30e9\u30b0":"0","\u30d5\u30a1\u30a4\u30eb\u683c\u/d0d\u8ad6
\u7406\u30d1\u30b9":"000\\000\\0000003201\\20110513\\F002\\0.1.2253023691.1.20110513190354.000041.1
\\0.1.2253023691.1.20110513190354.000041.1.1.pdf","\u62e1\u5f35
\u5b50":"pdf","cdsname":"0000003201F002010000002011053185000.pdf","text":""},{"\u60a3\u8005ID":"3201","\u8868\u793a\u65e5\u4ed8":"2011-
03-01 13:22:00","\u66f8\u985e\u30b3\u30fc\u30c9":"F002","\u66f8\u985e\u540d\u79f0":"\u9ebb\u9154\u8a18\u9332","\u7248\u6570":"1","\u8868
\u793aNo":"0","\u30bf\u30a4\u30e0\u30b9\u30bf\u30f3\u30d7":"2011-03-01 13:05:08.0000000","\u4f5c\u6210\u8005ID":"","\u4f5c\u6210\u8005
\u540d":"","\u8a3a\u7642\u79d1\u30b3\u30fc\u30c9":"1","\u524a\u9664\u30d5\u30e9\u30b0":"0","\u30d5\u30a1\u30a4\u30eb\u683c\u7d0d\u8ad6
\u7406\u30d1\u30b9":"000\\000\\0000003201\\20110301\\F002\\0.1.2253023691.1.20110301130508.000314.1
\\0.1.2253023691.1.20110301130508.000314.1.1.pdf","\u62e1\u5f35
\u5b50":"pdf","cdsname":"0000003201F002010000002011030113200.pdf","text":""},{"\u60a3\u8005ID":"3201","\u8868\u793a\u65e5\u4ed8":"2010-
11-24 09:03:00","\u66f8\u985e\u30b3\u30fc\u30c9":"F002","\u66f8\u985e\u540d\u79f0":"\u9ebb\u9154\u8a18\u9332","\u7248\u6570":"1","\u8868
\u793aNo":"0","\u30bf\u30a4\u30e0\u30b9\u30bf\u30f3\u30d7":"2010-11-24 08:47:31.0000000","\u4f5c\u6210\u8005ID":"","\u4f5c\u6210\u8005
\u540d":"","\u8a3a\u7642\u79d1\u30b3\u30fc\u30c9":"1","\u524a\u9664\u30d5\u30e9\u30b0":"0","\u30d5\u30a1\u30a4\u30eb\u683c\u7d0d\u8ad6
\u7406\u30d1\u30b9":"000\\000\\0000003201\\20101124\\F002\\0.1.2253023691.1.20101124084731.001054.1
\\0.1.2253023691.1.20101124084731.001054.1.1.pdf","\u62e1\u5f35
\u5b50":"pdf","cdsname":"0000003201F002010000002010112409030.pdf","text":""},{"\u60a3\u8005ID":"3201","\u8868\u793a\u65e5\u4ed8":"2010-
11-10 15:04:00","\u66f8\u985e\u30b3\u30fc\u30c9":"F002","\u66f8\u985e\u540d\u79f0":"\u9ebb\u9154\u8a18\u9332","\u7248\u6570":"1","\u8868
\u793aNo":"0","\u30bf\u30a4\u30e0\u30b9\u30bf\u30f3\u30d7":"2010-11-10 14:58:32.0000000","\u4f5c\u6210\u8005ID":"","\u4f5c\u6210\u8005
\u540d":"","\u8a3a\u7642\u79d1\u30b3\u30fc\u30c9":"1","\u524a\u9664\u30d5\u30e9\u30b0":"0","\u30d5\u30a1\u30a4\u30eb\u683c\u7d0d\u8ad6
\u7406\u30d1\u30b9":"000\\000\\0000003201\\20101110\\F002\\0.1.2253023691.1.20101110145832.003639.1
\\0.1.2253023691.1.20101110145832.003639.1.1.pdf","\u62e1\u5f35
\u5b50":"pdf","cdsname":"0000003201F002010000002010111015040.pdf","text":""},{"\u60a3\u8005ID":"3201","\u8868\u793a\u65e5\u4ed8":"2010-
11-08 18:25:00","\u66f8\u985e\u30b3\u30fc\u30c9":"F002","\u66f8\u985e\u540d\u79f0":"\u9ebb\u9154\u8a18\u9332","\u7248\u6570":"1","\u8868
\u793aNo":"0","\u30bf\u30a4\u30e0\u30b9\u30bf\u30f3\u30d7":"2010-11-08 18:19:02.0000000","\u4f5c\u6210\u8005ID":"","\u4f5c\u6210\u8005
\u540d":"","\u8a3a\u7642\u79d1\u30b3\u30fc\u30c9":"1","\u524a\u9664\u30d5\u30e9\u30b0":"0","\u30d5\u30a1\u30a4\u30eb\u683c\u7d0d\u8ad6
\u7406\u30d1\u30b9":"000\\000\\0000003201\\20101108\\F002\\0.1.2253023691.1.20101108181902.001758.1

結果（JSON 形式）

図 8.18　API 問い合わせ結果例（JSON 形式）

```xml
<?xml version="1.0" encoding="UTF-8" standalone="true"?>
- <root>
  - <record>
        <患者ID>3201</患者ID>
        <表示日付>2022-10-17 18:25:00</表示日付>
        <書類コード>F002</書類コード>
        <書類名称>麻酔記録</書類名称>
        <版数>1</版数>
        <表示No>0</表示No>
        <タイムスタンプ>2022-10-17 19:38:02.1219203</タイムスタンプ>
        <作成者ID>000000</作成者ID>
        <作成者名>練馬 零郎</作成者名>
        <診療科コード>0</診療科コード>
        <削除フラグ>0</削除フラグ>
        <ファイル格納論理パス>000\000\0000003201\20221017\F002\84e4542077dc4f6b832a6382bb8977e6
        \0000003201F0020000000020221017182500.pdf</ファイル格納論理パス>
        <拡張子>pdf</拡張子>
        <cdsname>0000003201F0020000000020221017182500.pdf</cdsname>
        <text/>
    </record>
  - <record>
        <患者ID>3201</患者ID>
        <表示日付>2021-09-22 17:49:18</表示日付>
        <書類コード>F041</書類コード>
        <書類名称>手術・麻酔を受けられる方へ</書類名称>
        <版数>1</版数>
        <表示No>0</表示No>
        <タイムスタンプ>2021-09-22 17:47:57.6474862</タイムスタンプ>
        <作成者ID>000225</作成者ID>
        <作成者名>■■■■■</作成者名>
        <診療科コード>0</診療科コード>
        <削除フラグ>0</削除フラグ>
        <ファイル格納論理パス>000\000\0000003201\20210922\F041\5931e78d355f4c798ea4db25c6eed659
        \0000003201F0410000022520210922174918.pdf</ファイル格納論理パス>
        <拡張子>pdf</拡張子>
        <cdsname>0000003201F0410000022520210922174918.pdf</cdsname>
        <text/>
    </record>
  - <record>
        <患者ID>3201</患者ID>
        <表示日付>2011-05-13 18:50:00</表示日付>
        <書類コード>F002</書類コード>
        <書類名称>麻酔記録</書類名称>
        <版数>1</版数>
```

結果（XML 形式）

図 8.19　API 問い合わせ結果例（XML 形式）

（検索条件指定）

http://***.***.***.***/corgie/api/v1/filing?patientid=3201&docname=%e9%ba%bb%e9%85%94&history=1

→患者 ID3201、書類名称に「麻酔」を含む全期間の書類を対象とする。削除分は含めない、すべての過去版を含む、内部テキストデータを含めない。

8.7.3　事例③造影CT検査前・検査後チェックツール「政宗」

名称：

造影 CT 検査前・検査後チェックツール「政宗」

機能：

造影 CT 検査時に必要な情報を集約表示する

開発契機：

2019 年、放射線科主体の医療の質向上（MQI）活動で、「造影 CT 検査前の安全な工程の確立」をテーマに選定した。検査前のクレアチニン値などはダブルチェックしていたが、多忙な検査の合間でも安全性を担保する目的で、必要な情報のみをわかりやすく表示するプログラムを開発した。

開発方法：

PHP、JavaScript を使用した Web アプリケーションとして開発。電子カルテに保存した検査結果値やオーダ情報を当院開発の API 経由で取得する。さらに問診票や過去の検査の点検表も参照できるように、本件と前後して開発したファイリングシステムの API（CORGIE）も組み込んだ。

概要：

造影 CT オーダを電子カルテ API から取り込み、1 日単位でリスト表示する。患者を選択するとアレルギーや薬効禁忌、直近のクレアチニン値（後に eGFR も追加）、3 カ月以内に処方された薬

剤、検査当日の注射指示、過去2年以内の造影剤使用歴、そして造影検査関係書類（使用後チェックリスト、問診票、紹介状等）を1画面内に色分けして集約表示する。クレアチニン値・eGFR値が基準値を外れる場合、注意すべき薬剤投与指示が出ている場合、過去の書類に副作用の記録があった場合は、赤色で強調表示し注意喚起する。

意義：

　当院製WebAPIの初の本格活用事例であり、提案者の要求仕様が多種の情報を必要とし複雑であったにもかかわらず、非常に短期間で開発できた。造影剤使用前にカルテから時間をかけて1件1件情報収集していたが、このツールにより効率よく、確実に情報収集できるようになった。

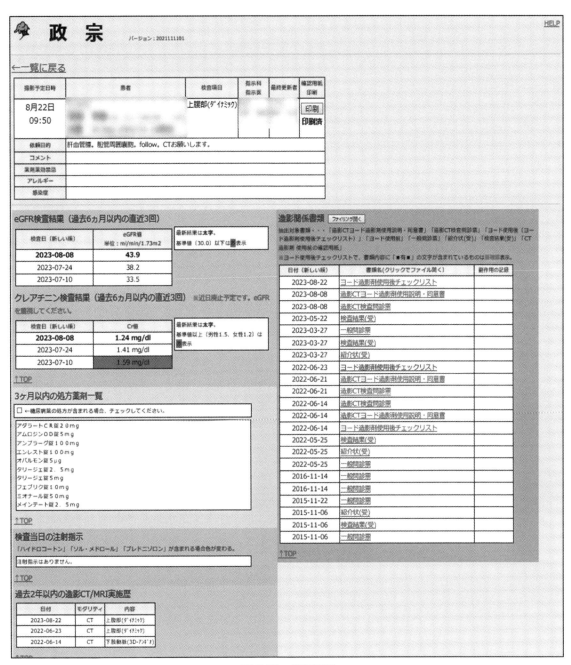

図 8.20　実行画面

8.8 生成 AI を利用した事例

　近年 ChatGPT を代表とする生成 AI が非常に流行している。当院でも近い将来各システムから生成 AI に接続し利用することを視野に入れ、OpenAI 社の API を介して質問文と回答文のやりとりをするプログラムを試験的に作成した。

　開発言語は Python を使用した。他の言語も可能であるが、Python は使い勝手が良いということもあるが、ChatGPT そのものが Python で記述されているので、極めて相性が良いことが利点である。

　OpenAI 社の接続用ライブラリと、試験用画面作成のための GUI ライブラリを併用した。

　API 接続には、OpenAI のホームページで生成した専用トークン文字列（要アカウント）をプログラム内に記述した。API 利用にあたっては OpenAI への課金が必要となる。

　図 8.22 で実行した通り、こちらの質問に対し回答を得ることに成功したので、各種システムから生成 AI を直接利用する技術的見通しは立ったと言える。実際には閉域網からのインターネット接続をどうするか、また、生成 AI の精度そのものが信頼に値するかという問題が残っているため、本格導入はまだまだ先の話である。

```
main.py ×
main.py > MyRoot > ChatTest
 1   from kivy.app import App
 2   from kivy.uix.boxlayout import BoxLayout
 3   import japanize_kivy
 4   import openai
 5   import sys
 6
 7   #openai.api_key =
 8   openai.api_key =
 9
10   class MyRoot(BoxLayout):
11       def __init__(self, **kwargs):
12           super().__init__(**kwargs)
13
14       def ChatTest(self):
15
16           question=self.ids.txtQ.text
17           if question=='':
18               return
19
20           self.ids.txtA.text="取得中・・・"
21           messages=[{
22               "role": "user",
23               "content":question
24           }]
25
26           completion = openai.ChatCompletion.create(
27               model="gpt-3.5-turbo",  # ChatGPT APIを使用するには'gpt-3.5-turbo'などを指定
28               messages=messages
29           )
30
31           result=completion.choices[0].message.content
32
33           self.ids.txtA.text=result
34           #return result
35
```

図 8.21　コード記述例

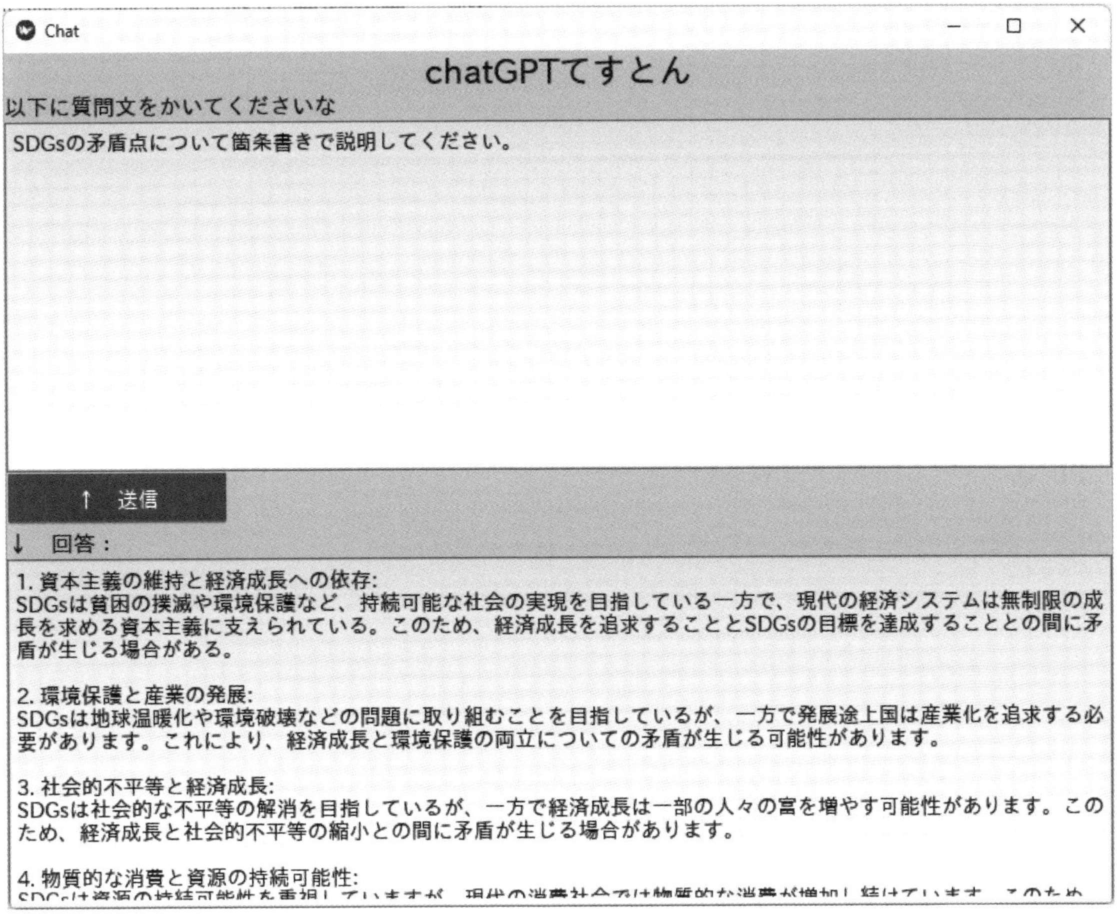

◉ Chat   —   □   ✕

chatGPTてすとん

以下に質問文をかいてくださいな

SDGsの矛盾点について箇条書きで説明してください。

↑ 送信

↓ 回答：

1. 資本主義の維持と経済成長への依存:
SDGsは貧困の撲滅や環境保護など、持続可能な社会の実現を目指している一方で、現代の経済システムは無制限の成長を求める資本主義に支えられている。このため、経済成長を追求することとSDGsの目標を達成することとの間に矛盾が生じる場合がある。

2. 環境保護と産業の発展:
SDGsは地球温暖化や環境破壊などの問題に取り組むことを目指しているが、一方で発展途上国は産業化を追求する必要があります。これにより、経済成長と環境保護の両立についての矛盾が生じる可能性があります。

3. 社会的不平等と経済成長:
SDGsは社会的な不平等の解消を目指しているが、一方で経済成長は一部の人々の富を増やす可能性があります。このため、経済成長と社会的不平等の縮小との間に矛盾が生じる場合があります。

4. 物質的な消費と資源の持続可能性:
SDGsは資源の持続可能性を重視していますが、現代の消費社会では物質的な消費が増加し続けています。このため、

図 8.22　実行画面

コラム4：曖昧性と不確実性

　本書原稿をまとめているとき（2023.6）に、書店で『曖昧性とのたたかい』（名内泰蔵著、翔泳社　2005）の書名が目に飛び込んできた。著者もその業績も知らなかったが、中を読んで驚いた。また、ネットサーフィンで、『要求仕様定義ガイドライン〜 UVC 研究プロジェクト報告書 2007 〜』*を見つけた（2023.11）。立場の違いがあるが、筆者が取り組んだとほぼ同時期（約 20 年前）に、情報システム開発の諸問題に取り組んでいたのである。当時読んでおきたかったのが本音である。本書の趣旨も、同様であり、今なお参考とすべき資料である。

　本書執筆中であるだけではなく、医療の質向上・安全確保に関連して、不確実性、リスク、不具合事象・モード（Failure Mode）、想定、意図等を研究しているからである。分野、対象、観点を超えて共通する基本的事項である。

　Ⅳ章　情報（理論・技術）の進展による社会情勢の変化　で述べたように、不確実性かつ"曖昧な"予期し得ない状況の変化にいかに対応するかが問われている。

　情報システム構築・導入・利活用するすべての人に、改めてお考えいただきたい。（飯田）

　用語の解説をする目的はないが、「曖昧性と不確実性」に関する定義を提示する。

　曖昧とは、内容がしっかり捉えにくく、はっきりしないこと。二通り（以上）に解せられることである。

　曖昧性とは、構造と意味に多義性（ambiguity）・不明瞭性（fuzziness）があることである。

　不確実とは、確実でないこと。たしかでないこと。そのさま。（精選版 日本国語大辞典）

　不確実性とは、起こりうる状態はわかっているが、その確率分布がわかっていない場合をいう（日本大百科全書）。（飯田）

　＊　経済産業省 情報処理振興課 社団法人日本情報システム・ユーザー協会　2007 年（平成 19 年）3 月 31 日　https://juas.or.jp/cms/media/2022/09/uvc_project_report_2007.pdf

今後の課題

内製化の最大の課題は、人材の確保である。

9.1　情報システム部門職員（SE）の確保

情報システム構築（開発・導入）それ自体は、収入／収益増につながらないので、情報システム部門への人員配置に積極的な企業は決して多くはない。さらに言えば、情報システム部門職員（SE）を常勤採用せず、委託派遣職員として採用する組織も多い。特に、病院においては顕著であり、大規模病院で、開発会社職員が数名常駐する例も多い。

しかし、近年、情報利活用、情報管理が組織運営の最重要課題であることが認識されており、有能な SE が必要であるという認識に変わりつつある。

したがって、全産業分野において、SE の確保が困難である。病院における人材確保はますます厳しくなっている。

9.2　内製化における人材確保

内製化に関しても、ごく少数の人員で担当することとなり、ヒアリング・仕様決定・内部および外部のデザイン・コーディング・ドキュメント作成・稼働後のメンテナンスなど多種多様の作業を重複して担当しなければならない。

当院の開発の一部でも分業化を試みたが、IT 知識・技術を理解する職員が限られているので、非常に限定的なものにしかならなかった。

そのような人材の確保は決して簡単ではなく、運頼みの要素も少なくない。人材確保が困難な状況において取りうる手段としては、以下の2つある。

①　作業の委託外注である。能力的・倫理的に信頼のおける比較的小規模の専門業者に（このような業者は信頼のおける開発会社から紹介してもらうのも一つの手である）、主に企画・コーディング・ドキュメント作成等を委任する。自院職員は仕様や業務フロー作成、プロジェクトの進捗管理等いわゆる上流工程を担当する。プロジェクトマネージャや IT サービスマネージャなどの運用系上位資格保持者であれば理想的である。

②　職員の教育・訓練である。SE の採用と並行して、職員への IT 教育が重要である。本書で繰り返し述べたように、開発（内製化）においても、現場職員の関与が必須であり、広範な IT 知識、技術までは求めないが、HIS、内製化に関する知識、技術は必須である。

9.3　複数の仕組みの活用

他の仕組みの活用は、ますます重要になる。VI章で解説したように、組み合わせは多様であり、それぞれの仕組みの特性と問題点を把握し、適切に対応しなければならない。

それぞれの仕組みに関する、「打ち出の小槌」論、「乗り遅れると大変」、「乗らないのは馬鹿者だ」等がある。また、反対に、「害悪」論、「情報管理不能」、「役に立たない」、「判断できない」、「検証できない」等がある。

全面的に信頼して利用するのではなく、利用者の自己責任で、対象業務を絞って、目的に応じて取捨選択する以外にはない。

内製化で心がけるべきは、いたずらな動作速度の向上や華美な外見ではなく、いかに高い稼働率を維持するか、ということである。スポーツカーよりもファミリーカーの開発思想に近いと言える。

おわりに

情報理論・技術の進歩が早いと理解していたが、これほど急速とは想定しなかった。2022 年秋の本書企画から脱稿までの約 1 年のすべての段階で、それを実感させられた。すなわち、「はじめに」で設定した「なぜ、今、内製化か」、「いかに対応するか」を自分自身に繰り返し問わざるを得なかった。

また、情報理論・情報技術の進歩の理解・解釈とその可用性、運用、環境の変化への対応などどこまで書き込むかを考えた。特に、「内製化」の理論的および実践的解釈と、位置づけを何回も修正し、構成・章立ても変更した。

自問への回答は、次の 3 つである。

① 今なお、いや、今だからこそ、ますます内製化が必要であり、
② 自組織における内製化の意義（目的）と考え方を明確にし、
③ 自組織に適合した内製化の体制を構築し、実践する必要がある。

筆者は過去、現在、将来も、内製化の必要性、有用性は変わらない、むしろ増加すると考える。経費節減も重要であるが、環境の変化に、業務フロー（運用）を柔軟、迅速、適切に対応させ、情報を利活用するには、内製化を積極的に推進し、HIS をその変化に対応させる必要がある。

ローコード・ノーコード・RPA・生成 AI・API 等が急速に普及しつつある。一見、自由度が高く、IT の知識・技術不要またはほとんど不要と誤解され、内製化が容易と考えることを危惧する。内製化においては、今まで以上に、組織内の情報システム管理担当者は勿論、幹部職員や一般職員の IT に関する知識、理解が必要である。

内製化（一部、全工程）も委託（一部、全工程）においても同様である。

多くの組織における内製化失敗の要因は、以下の 2 つである。

① 風潮に流され、自組織の明確な目的、方針に基づかないことと、
② 現場の部分最適の意見尊重あるいは現場任せによる管理不在である。

蛇足ながら、状況、環境の変化は急激かつ甚大である。新知見と共に、前提条件や原理・原則すら変わること、意識改革が必要であることを認識する必要がある。パラダイムシフトがそれである。

どのような状況になろうとも、新たな原理・原則に基づき、現場で現実に現物を把握すること（五ゲン主義）、改善サイクルの実践が肝要である。すなわち、組織を挙げた活動（総合的質経営：TQM）の一環として実施する必要がある。

急速な変化に、どこまで追従できるかが、問われる。内製化の考え方、方法も例外ではない。本書の内容がいつまで妥当であるか分らない。読者諸氏の内製化の実践における、ご意見、問題提起、ご提案があればお願いしたい。改善の参考にさせていただきたい。

読者諸氏の内製化体制構築の参考に資することが、本書出版の目的である。

2023（令和 5）年 9 月
　　　公益財団法人東京都医療保健協会
　　　　　情報・質管理部長
　　　　　医療の質向上研究所　研究員
　　　　　練馬総合病院　名誉院長
　　　　　　　　　　　　飯田修平

参考文献

1) 全日本病院協会　医療の質向上委員会(DRG・TQM委員会)編著：標準的診療録作成の手引き、じほう、2001

2) 飯田修平：品質月間テキスト　312　医療から学ぶ総合的質経営—医療の質向上活動(MQI)の実践—、品質月間委員会、2002

3) 飯田修平：連載　医療制度と外科診療、臨床外科 2003.1-12

4) 東京都病院協会：「診療情報管理」立ち上げの手引き、東京都病院協会、2003

5) 全日本病院協会　医療の質向上委員会(DRG・TQM委員会)編著、：標準的診療記録作成・管理の手引き、じほう、2004

6) 飯田修平：電子カルテと業務革新—医療情報システム構築における業務フローモデルの活用—、篠原出版新社、2005年

7) 飯田修平、西村昭男編著：品質月間テキスト　339　原点から考え直す医療—医療の質・医療経営の質を考える—、品質月間委員会、日科技連、2005

8) 飯田修平、田村誠、丸木一成編著：医療の質向上への革新、日科技連、2005

9) 飯田修平、飯塚悦功、棟近雅彦監修：医療の質用語事典、日本規格協会、2005

10) 名内泰藏：曖昧性とのたたかい　体験的プロジェクトマネジメント論、翔泳社、2005

11) 飯田修平、永井肇、長谷川友紀：病院情報システム導入の手引き—失敗しないシステム構築のために—、じほう、2007年

12) 飯田修平(分担執筆)：新版質保証ガイドブック、日科技連、2009

13) 飯田修平：医療のTQMハンドブック〔運用・推進編〕質重視の病院経営の実践、日本規格協会、2012

14) 飯田修平編著：医療信頼性工学、日本規格協会、2013

15) 飯田修平：Cover Story　練馬総合病院　多次元構造データベースを基盤とした"機能する"病院情報システムの構築し、医療の基盤整備と質の向上を推進する、新医療 40 (11) 8-13、2013

16) 米国医学研究所著、飯田修平・長谷川友紀監訳：医療ITと安全(Health IT and Patient Safety: IOM Report 2011　よりよい医療をめざした安全なシステムの構築)、日本評論社、2014

17) 飯田修平：総特集　真に医師の役に立つIT活用の新潮流　巻頭論文　医師の診療・研究を支援する病院情報システムの構築　総合的質経営(TQM)の一環として、新医療 41 (3) 28-32、2014

18) 飯田修平：総特集　IT化と医療情報部門強化の絶対的関係　総論　医療情報部門設置の必要性を問う　情報を活用して医療の質向上を推進する情報担当部署のあり方を考える　練馬総合病院における取り組みを通して、新医療 43 (5) 28-31、2016

19) 飯田修平編著：業務工程(フロー)図作成の基礎知識と活用事例、日本規格協会、2016

20) 飯田修平：総特集　中小規模病院—どんな電子カルテが良い　特別寄稿　病院経営の視点からの病院情報システム導入　病院情報システムの開発・導入・更新の問題点と対策—病院経営者の立場から、新医療 44 (7) 51-55、2017

21) 飯田修平編著：指導監査・第三者機能評価に対応　診療記録監査の手引き、医学通信社、2017

22) 飯田修平：医療の安全確保—医療安全工学概論として—、安全工学、56 (2) 2-11、2017

23) 飯田修平、成松亮編著：業務フローモデルを用いた手術室業務の質保証—腹腔鏡胆嚢摘出術の安全確保—　篠原出版新社、2017

24) 飯田修平、成松亮編著：業務フローモデルを用いた薬剤業務の質保証—入院注射業務の比較・検討—　篠原出版新社、2017

25) 飯田修平、成松亮編著：業務フローモデルを用いた手術室業務の質保証 2—腹腔鏡胆嚢摘出術・幽門側胃切除術・緊急帝王切開術を例として—　篠原出版新社、2018

26) 飯田修平、成松亮、藤本道夫編著：業務フローモデルを用いた薬剤業務の質保証 2—入

68

院注射業務の比較・検討（第2報）― 篠原
出版新社、2018

27）飯田修平・柳川達生編著：医療の質向上＆
指導監査・第三者機能評価のための電子カル
テ版診療記録監査の手引き、医学通信社、
2020

28）飯田修平：コラム：価値観の転換―変革・
価値観の転換が当たり前の時代である、病院
のあり方に関する報告書 2021 年版、34-37、
全日本病院協会、2021

29）飯田修平：第4章会員へのメッセージ　4）
情報技術の積極的活用による組織運営・診療
体制の構築、病院のあり方に関する報告書、
2021 年版、50-51、全日本病院協会、2021

30）飯田修平：コラム：情報技術を活用した組
織運営・診療体制の再構築、病院のあり方に
関する報告書、2021 年版、52-60、全日本病院
協会、2021

31）長谷川友紀、飯田修平：コラム：新型コロ
ナウィルス感染症（COVID-19）がもたらし
たもの、病院のあり方に関する報告書、2021
年版、61-64、全日本病院協会、2021

32）飯田修平：コラム：提供体制と BCP、病院
のあり方に関する報告書、2021 年版、65-77、

全日本病院協会、2021

33）飯田修平：病院早わかり読本　第6版、医
学書院、2022

34）飯田修平編著、宮澤潤、長谷川友紀、森山
洋著：医療・介護における個人情報保護
Q&A　改正法の正しい理解と適切な判断のた
めに　第3版、じほう、2023

35）飯田修平、小林裕子、阿部哲晴、小谷野圭子：
事業継続計画（BCP）の継続的な見直しと事
業継続管理（BCM）格付け再受審―練馬総合
病院における総合的質経営（TQM）の実践―、
病院経営羅針盤 14（234）11-18、2023

36）飯田修平：事業継続計画（BCP）策定の経
緯―改善サイクルの観点から―、第 131 回日
本品質管理学会研究発表会、2023.5

37）独立行政法人情報処理推進機構：DX 白書
2023、独立行政法人情報処理推進機構、2023

38）日経クロステック（編集）：システム内製化
の極意　事例で学ぶ DX 推進の切り札、日経
BP ムック、2023

39）AI 白書編集委員会：AI 白書　生成 AI のイ
ンパクトと AI ガバガナンス、KADDKAWA、
2023

索　引

病院情報システム内製化の手引き－環境の変化に適応するための理論と実践－
定価 2,750 円（本体 2,500 円 + 税）

2024 年 2 月 26 日　初版第 1 刷発行

編著者　飯田　修平
執筆者　堀　裕士・小谷野　圭子
DTP・印刷所　株式会社丸井工文社

発行所　**株式会社 篠原出版新社**
〒 113-0034　東京都文京区湯島 3-3-4 高柳ビル
電話：（03）5812-4191（代表）　郵便振替 00160-2-185375
E-mail：info@shinoharashinsha.co.jp
URL：www.shinoharashinsha.co.jp

ISBN 978-4-86705-821-3